Le *deal* dans un quartier populaire, pis-aller du travail ?

Logiques sociales

Collection dirigée par Bruno Péquignot

En réunissant des chercheurs, des praticiens et des essayistes, même si la dominante reste universitaire, la collection « Logiques Sociales » entend favoriser les liens entre la recherche non finalisée et l'action sociale.

En laissant toute liberté théorique aux auteurs, elle cherche à promouvoir les recherches qui partent d'un terrain, d'une enquête ou d'une expérience qui augmentent la connaissance empirique des phénomènes sociaux ou qui proposent une innovation méthodologique ou théorique, voire une réévaluation de méthodes ou de systèmes conceptuels classiques.

Dernières parutions

Catherine DELCROIX, Bénédicte GOUSSAUT (dir.), *L'éducation, ça se partage !*, 2022.
Nicole ROELENS, *Manifeste pour la décolonisation de l'humanité femelle, La démarche autogérée de décolonisation (Tome 6)*, 2022.
Marie MARSAL, *Le management dans le secteur associatif, Les effets des nouvelles pratiques sur les systèmes de valeurs des bénévoles*, 2022.
David SIERRA G., *Le passage de la nature à la culture. Essai exploratoire de la théorie historico-génétique de la culture*, 2022.
Denis LAFORGUE, *L'avenir des institutions publiques. Plaidoyer pour une conversation sociologique*, 2022.
Bernard VERNIER, *Prénom et choix d'objet incestueux. Psychanalyse, statistiques et sciences sociales*, 2022.
Tiphaine LIU, *Former des innovateurs radicaux. Pour une pédagogie de l'émancipation,* 2022.
Thomas BUJON, *Une affaire de stups, Démantèlement d'un trafic de drogue dans un grand ensemble HLM (1998-1999),* 2022.
Sofiane BOUHDIBA, *Le mariage en Tunisie. Entre continuité et rupture*, 2022.
Gilles SARTER, *Le Pouvoir Social, Découvrir Erik Olin Wright*, 2022.
Maurizio CATANI et Salvatore PALIDDA, *Les Scaldini. Ces Ritals qui ont chauffé Paris pendant un siècle,* 2022.

Samuel Philippon

Le *deal* dans un quartier populaire, pis-aller du travail ?

Préface de Sabrina Labbé
Postface de Véronique Bordes

L'Harmattan

5-7, rue de l'Ecole-Polytechnique, 75005 Paris
http://www.editions-harmattan.fr
ISBN : 978-2-14-029616-1
EAN : 9782140296161

Remerciements

JE REMERCIE VIVEMENT Véronique Bordes de m'avoir encouragé à présenter mon travail aux éditions L'Harmattan. Sans elle, ce livre n'aurait pas vu le jour.
Merci à Sabrina Labbé pour sa lecture attentive et la confiance qu'elle a su me donner.
Je remercie aussi Malvina Crémaschi pour sa lecture professionnelle et ses corrections.
Merci à tous ces jeunes de m'avoir accepté sur leur lieu de travail et dévoilé une petite, mais précieuse, part d'eux-mêmes.

La vision quotidienne d'une banlieue, dans sa monotonie et sa grisaille, ne dit rien à personne, n'intéresse personne, et les journalistes moins que personne. Mais s'intéresseraient-ils à ce qui se passe vraiment dans les banlieues et voudraient-ils vraiment le montrer, que ce serait extrêmement difficile, en tout cas ; il n'y a rien de plus difficile que de faire ressentir la réalité dans sa banalité. Flaubert aimait dire : « il faut peindre bien le médiocre ». C'est le problème que rencontrent les sociologues : rendre extraordinaire l'ordinaire ; évoquer l'ordinaire de façon que les gens voient à quel point il est extraordinaire.

Pierre Bourdieu (1996)

Sommaire

Préface

Il est souvent difficile de comprendre ce qui amène les gens à faire certaines choses… d'autant plus quand les actes que nous ne comprenons pas s'installent en dehors de la légalité : petits larcins, comportements déviants, travail illicite… Voilà ce que les sciences de l'éducation et de la formation tentent de comprendre en ne se contentant pas d'attributions rapides, de personnalisations approximatives et de jugements hâtifs du type : « une personne capable de tels agissements est forcément malsaine, elle a tout d'un escroc, elle a ça dans la peau on ne pourra rien faire d'elle ! Elle n'est bonne à rien ! » Et on peut entendre pire « il faudrait bannir ces gens-là de la société… ». Les sciences de l'éducation et de la formation ne voient pas les choses de cette manière-là.

Notre discipline tente d'aller plus loin que ces attributions causales bien connues. L'erreur fondamentale d'attribution, par exemple, explique notre fâcheuse tendance à accorder une importance disproportionnée à des origines internes pour juger les actes d'autrui. Prenons quelques exemples, cette petite fille a échoué à son exercice donc elle est faible en maths, cet enfant frappe ses camarades donc il a un fond méchant, ces jeunes traînent dans la rue donc ils sont fainéants. Ce sont des attributions internes. Ces biais nous trompent bien souvent, car en fait cette petite fille peut avoir échoué parce qu'un événement l'a empêchée de dormir, ces jeunes traînent dans la rue parce que leur appartement abrite une famille bien trop nombreuse pour y rester sereinement et cet enfant frappe ses camarades parce que c'est ce qu'il voit quotidiennement chez ses frères et sœurs. Il existe bien souvent des causes externes pour expliquer les comportements, mais nous avons une fâcheuse tendance à les nier.

Notre discipline tente de comprendre ce qui amène les gens, les jeunes en l'occurrence, à prendre, à un moment donné, un chemin de traverse, à s'écarter de ce qu'une socialisation idéale pourrait leur offrir.

L'ouvrage de Samuel Philippon est rare. Éducateur, l'auteur approche (accompagné de ses collègues) les jeunes dans leur environnement, et ce, depuis de longues années. Dans la cité, il est connu à présent et son travail a permis une confiance réciproque : c'est un éducateur de rue.

Alors, il a repéré les pratiques de *deal* : une organisation bien rodée et un certain nombre de rôles bien définis, tels des petits métiers. Il a acquis le vocabulaire aussi et compris les différents signaux d'appel... Tout un univers clandestin est là, sous nos yeux et reste invisible... pour ceux qui ne veulent pas voir.

Samuel Philippon a souhaité regarder, comprendre et échanger avec les travailleurs de la marge. Grâce à son engagement sur le terrain, à une certaine loyauté reconnue chez ces jeunes, il a pu bavarder, questionner, pour au final mener une recherche impliquée, à la manière des chercheurs de l'École de Chicago, afin de comprendre ce qui amène certains jeunes à pratiquer le *deal*. Ses travaux sont étonnants, ils donnent à voir avec précision une organisation du travail pyramidale imposant un système très hiérarchisé. Ces jeunes acceptent des conditions inacceptables et y voient du positif. Il y a l'argent bien sûr (mais pas tant), mais il y a surtout le danger qui rôde en permanence, le danger de voir la police débarquer et de se faire attraper, ou pire encore, le danger d'être pris au cœur de fusillades « règlements de comptes ». Alors pourquoi ces jeunes font-ils cela ?

C'est ce que nous offre cet ouvrage, de réelles pistes de compréhension. Des myriades d'éléments à offrir au monde de l'éducation afin d'aider les professionnels à aider ces jeunes, tombés dans une escalade d'engagement dont il est difficile de sortir. Comprendre enfin que ce passage par le *deal* peut aussi avoir un rôle salvateur, voire identitaire. Comprendre que cette société est la nôtre et qu'elle conduit indubitablement certains jeunes à exercer ces fonctions. Cet ouvrage aidera donc tous les attributeurs à revoir humblement leurs certitudes pour considérer l'épreuve traversée par une génération qui n'a pas voulu ce type de destin.

Pour ne pas dévoiler plus, je n'irai pas plus loin, car ce que l'enquête menée par Samuel Philippon révèle de plus précieux ce sont les motivations les plus profondes de ces jeunes. Les perles de franchises récoltées par l'auteur de l'ouvrage nous expliquent comment une combinaison de mobiles internes et de facteurs externes amène, peu à peu, certains jeunes à exercer des métiers à la marge, un travail illicite certainement, mais, très paradoxalement, utile socialement.

Sabrina Labbé
Maître de conférences, HDR en Sciences de l'éducation et de la formation de l'université Toulouse Jean Jaurès

Introduction générale

Cet ouvrage est issu d'un mémoire de Master 2 en sciences de l'éducation et de la formation parcours Politiques Enfance Jeunesse, suivi à l'université Toulouse Jean Jaurès.

Éducateur spécialisé dans un club de prévention spécialisée, je suis amené, depuis plus de vingt ans, à sillonner un grand quartier populaire pour aller à la rencontre de la jeunesse qu'il s'agirait d'aider, d'accompagner pour qu'elle trouve sa place dans la société. C'est en tout cas le sens de la mission professionnelle qui m'incombe et me rapproche de jeunes gens qui, sûrement faute de trouver cette place, s'engagent plus ou moins momentanément dans des processus de délinquance, en l'occurrence la revente de stupéfiants. À l'instar du phénomène des violences urbaines, cette activité illicite, dangereuse, discrédite la jeunesse « des cités ». Elle contribue à la classer dans le « modèle de la jeunesse dangereuse et en danger » (Chantal Guerin-Plantin, 1999, in Bordes 2015).

Ceci pose *de facto* la nécessité de s'intéresser à la notion de déviance et de la sociologie qui l'englobe. Albert Ogien (2012) parle de « ligne biographique » pour désigner un moment, une facette de la vie de ceux que l'on pourrait qualifier de déviants. Cette approche qui propose d'accorder « une identité sociale provisoire »[1] à celui qui accomplit des délits s'accorde avec justesse avec mon métier de travailleur social s'efforçant d'éviter toute essentialisation. La sociologie interactionniste de la déviance, réaliste, portée notamment par Goffman (1961, dans Ogien 2012) propose la thèse de la simultanéité des identités sociales qui permettrait aux individus de ne pas occuper un seul et même rôle et de le quitter pour en endosser un autre dans un contexte différent. Les jeunes acteurs du *deal* auraient donc le pouvoir de changer d'identité pour rejoindre, quand cela s'avère nécessaire, le registre de la normativité. Mais cette

[1] Ogien, 1986 in Ogien 2012.

versatilité identitaire est-elle aussi aisée pour ces jeunes immergés dans cette activité souterraine de la rue, depuis leur adolescence ? N'impacte-t-elle pas le processus de construction identitaire, si on considère que « l'univers du travail [est à lier] aux mécanismes de la socialisation » (Hughes dans Chapoulie 2001 dans Dubar 2015) ?

Cet ouvrage propose d'aborder sous l'angle du travail, du métier et de ses compétences spécifiques, ce « capitalisme de rue » (Beauchez, 2017).

L'enquête de terrain qui sert l'analyse de ce livre se situe sur un quartier densément urbanisé, majoritairement constitué de logements sociaux, de la région toulousaine. Il s'agit d'une très grande ZUP de France, conçue sur le principe des villes nouvelles, endroit d'expérimentation des politiques de la ville. Si l'ambition du projet de ce nouveau Toulouse portait tous les espoirs d'un endroit moderne où il fait bon vivre, la parenthèse enchantée d'un lieu résidentiel de qualité, attirant les classes moyennes, sera de courte durée. Moins d'une décennie après sa sortie de terre, la réputation de cette grande cité s'assombrit pour coller à celle que les Français perçoivent des grands ensembles et qu'on pourrait illustrer par « ghetto pour les pauvres », reprenant l'amer constat de son architecte pour décrire l'évolution du projet. (Papillault dans Compain-Gajac, 2012).

Ces éléments de « décor » nous permettent de souligner deux réalités donnant des clés de lecture de l'activité de revente de stupéfiants.

En premier lieu, le projet architectural qui met la notion de rue en avant. Mais une rue au service du piéton, d'où la voiture est évincée.

Si l'objectif initial proposé s'est quelque peu altéré, remodelé au fil des années par la rénovation urbaine, il est intéressant de noter que le trafic de stupéfiants proposé en vente publique postée[1] ou de « terrain » s'inscrit, lui aussi, dans l'espace de la rue. S'il génère des nuisances, il favorise

---

[1] Marwan Mohammed propose cette appellation pour ce type de vente statique. 11e congrès de la Fédération Addiction les 19 et 20 mai 2022 à Grenoble. Conférence intitulée *Lien social et pouvoirs à l'épreuve des trafics de stupéfiants.*

aussi la rencontre et selon Marwan Mohammed, il s'agit d'envisager cette pratique également pour l'interaction avec l'environnement résidentiel qui la côtoie. Ainsi, la rue piétonne, la coursive, emblématique de ce quartier urbain, constituent le lieu d'exercice de la « zone stupéfiante » (Beauchez, 2017).

Par ailleurs, nous l'avons évoqué *supra*, une dégradation du contexte socio-économique va frapper ce territoire à la fin des années 70. Le « ghetto des pauvres » résultera d'une conjonction d'événements locaux et plus largement nationaux. Ce nouveau grand quartier toulousain ne saura pas répondre à l'ambition de mixité sociale, les classes moyennes préférant déménager pour accéder à la propriété individuelle, désertant le lieu pour sa mauvaise réputation grandissante. Les populations d'origines étrangères vont, notamment dans le cadre du regroupement familial, investir le quartier dont les appartements traversants proposés par ces grands ensembles sont décrits comme les plus spacieux de la ville rose. Sa dimension communautaire va se renforcer dans le temps et servir de territoire d'accueil, rassurant point de repère, notamment pour les ressortissants maghrébins espérant trouver en France des opportunités professionnelles et sociales qu'il ne s'agit plus d'espérer sur leur terre natale. Cette même population sera directement touchée de plein fouet par la crise économique due au choc pétrolier.

La dimension structurelle, proposée par Michel Kokoreff, donne des éléments de compréhension que l'on peut rapporter à ce terrain. Le chômage de masse et la montée de la précarité qui toucheront en premier lieu les grands ensembles vont favoriser la toxicomanie, mais aussi le trafic de drogues dans ces mêmes lieux. Revendre devient une possibilité de financer sa consommation, mais aussi de survivre. Une alternative d'existence s'articule autour de la vente de toxiques, permettant de trouver place face au mépris qui caractérise le regard que l'on porte sur les pauvres, les quartiers populaires, les « étrangers de l'intérieur » (Missaoui & Tarrius, 1999), qui y résident. C'est aussi la dimension urbaine, toujours selon Kokoreff, qui peut favoriser le développement d'une telle activité sociale illicite. L'antériorité d'autres trafics a probablement servi de premier tapis d'expérience d'économie informelle et favorisé une professionnalisation du marché de stupéfiants plus qu'ailleurs. Les jeunes acteurs de l'économie souterraine du *deal* sont pour beaucoup les enfants de ceux qui ont peiné à s'insérer à la fin du siècle passé, ceux qui ont certainement fait « l'expérience de la galère » décrite par François Dubet (1987) au sujet des jeunes des classes populaires. Héritière d'un contexte et peut-être d'une pratique du bizness, la jeunesse impliquée dans ces trafics n'est pas spontanée et s'inscrit dans l'histoire du lieu où elle exerce cette activité illicite. La délinquance des jeunes issus des cités a aussi certainement à voir avec la précarité qu'ils subissent (Mohammed, 2014).

La revente de stupéfiants ne saurait être l'apanage des quartiers populaires, mais ces territoires canalisent l'attention médiatique participant à une des représentations fortes de « l'imaginaire social moderne de la drogue » (Kokoreff, 2010). Au-delà de la question du trafic de toxiques, Sandrine Lemaire (2005) souligne comment l'immigration maghrébine et postcoloniale, peuplant les cités, fait l'objet d'un traitement journalistique se nourrissant de la peur, favorisant une image sociétale anxiogène. Le « pouvoir de l'image » médiatique montrant l'illégalisme « des jeunes de quartiers » contribue certainement à « ancrer dans les esprits des équations simples : immigration égale problème, immigré égal délinquant ».

Activité consubstantielle à l'univers urbain des cités, cette économie a pris une place encore plus visible depuis dix ans sur ce grand quartier toulousain. Le phénomène est également observable dans tant d'autres QPV [1], « zone d'habitation pauvre et de statut socio-économique faible » (Kokoreff, 1998) et ce, depuis plus de vingt ans.

Ce livre propose de montrer comment cette activité illicite est envisagée par certains jeunes comme une première expérience de travail. Il souligne les compétences qu'ils doivent développer pour mener cette mission,

[1] Quartier prioritaire de la politique de ville.

renvoyant à la notion « d'intelligence de rue ou *street mart* » formulée par Bourgois (1995), et dont Robitaille (2005) qualifie certains acteurs de la délinquance comme plus débrouillards et malins, développant une analyse agile et vive des interactions sociales parmi leurs homologues.

Il s'intéresse aussi à la représentation sociale du travail légal exprimée par cette jeunesse. Sans que ce point fasse l'objet d'une étude poussée, il m'a paru intéressant d'entrevoir comment ce groupe social développerait une vision du travail en fonction de cette expérience commune qu'il connaît, en l'occurrence le *deal*, et de sa place dans la société : jeunes, issus de l'immigration, milieu modeste... Les travaux de Negura & Lavoie éclairent cette dimension en montrant que « la structure et même le contenu de la représentation sociale du travail se modifient en fonction de l'appartenance des individus à un groupe social » (Negura & Lavoie, 2016, p. 303 dans Labbé, 2021).

Cet écrit n'a pas la prétention de dévoiler un univers inconnu qui a déjà été exploré en profondeur par Michel Kokoreff, Didier Lapeyronnie ou Thomas Sauvadet pour ne citer qu'eux. C'est le résultat d'une trajectoire de métier bifurquant, d'un « glissement professionnel » d'un travailleur social qui utilise son pain quotidien pour s'aventurer modestement dans une forme d'engagement ethnographique (Cefaï, 2010). Car « traîner sur le terrain » (Bordes, 2015) — expression qui pourrait en partie décrire le travail de rue éducatif — permet d'« observer, décrire, comprendre » (Cefaï, 2010).

L'enquête de terrain sur laquelle l'ouvrage s'appuie ne concerne qu'un microterritoire de la ville de Toulouse, néanmoins place forte de ce commerce illicite dans la région. Elle porte sur moins d'une vingtaine de jeunes rencontrés dans la rue pendant un semestre. Il est à noter que depuis le déroulement de cette enquête beaucoup d'entre eux n'occupent plus ces fonctions ou en tout cas n'investissent plus ces lieux. Arrestations policières ou désistance ont nécessité le renouvellement des équipes, car le trafic, lui, est toujours présent. Certains éléments figurant dans le livre sont issus d'observations plus récentes, car mon métier me donne accès à ce terrain chaque semaine. J'ai donc jugé intéressant d'enrichir mon enquête ethnographique avec des apports sortant du « four[1] ».

Les observations de ce livre ont été possibles grâce à un solide ancrage professionnel. Le substrat qui le nourrit n'existerait pas si je n'avais pas eu un besoin impérieux de donner du sens à ce que j'ai pu observer et échanger dans la cité à l'occasion notamment du « travail de rue » qu'a priori tout éducateur en prévention spécialisée expérimente.

Dans la première partie de cet ouvrage, je propose de mettre en perspective les opportunités d'entrée dans le monde de l'emploi pour la jeunesse des quartiers, la politique publique déployée à cet effet et une offre d'emploi d'un autre genre sur le territoire qui attire les garçons « comme un aimant »[2].

La seconde partie étaye cette recherche dans sa dimension ethnographique en faisant référence aux travaux sociologiques de l'École de Chicago et à d'autres, plus récents sur la pratique du *deal*. J'envisage cette activité illicite comme un travail, un métier, il est donc utile de s'interroger sur la définition de ce terme.

La dernière partie explore plus en détail cet écosystème professionnel. De nombreux *verbatim* encadrés permettent au lecteur de voir une partie des matériaux du terrain d'enquête qui m'a permis de mieux comprendre cette pratique, d'en proposer une analyse. J'ai pu capter ce que ces jeunes aux biographies hétérogènes peuvent exprimer dans la rue de cette expérience, mais aussi leurs aspirations, leurs affres, leurs rapports au travail, parfois en parlant de l'autre, peut-être pour parler d'eux-mêmes avant tout. C'est en regardant que j'ai poursuivi cette enquête ethnographique sur un environnement professionnel. Michaël Meyer (2013) déclare qu'il s'agit aussi de « regarder le regard » de l'enquêté.

---

[1] Le « four » désigne le lieu de vente de la drogue.

[2] Le titre *L'Aimant* d'IAM illustre parfaitement l'attraction du business du quartier et la difficulté de s'en extraire. Album *Ombre et lumière*. 1993.

Je suis éducateur, mon employeur me l'a rappelé récemment. Il ne comprenait pas que je m'aventure dans la recherche. Ma fiche de poste ne prévoyait pas que j'endosse le rôle de chercheur, même par intérim. Trop tard ! Les voies de l'ethnographie se sont ouvertes et je profite de ce livre comme d'une occasion pour énoncer quelques repères pour l'action permettant de prévenir l'engagement dans le trafic. S'il s'agit de rester humble quant aux effets de mes propositions, je pense qu'elles constituent quand même des connaissances nouvelles qui ne sauraient s'envisager sans une intrication étroite entre mon rôle de professionnel de terrain de la Protection de l'enfance et mon cheminement de recherche en sciences de l'éducation et de la formation. Nels Anderson (1923) sut rapprocher en son temps, de manière inédite, son origine sociale et sa recherche de terrain. Cet *hobo*, débutant en sociologie, s'engagea dans une entreprise bien plus ambitieuse, qui constitue un des ouvrages de référence de l'école de Chicago. Ce modèle m'encourage à présenter et poursuivre la démarche que j'ai mise en œuvre.

Méthodologie

Ils n'ont pas toujours été si présents ceux que l'on nomme les *choufs*, les guetteurs. L'activité qu'ils occupent n'est pas nouvelle, mais en moins d'une décennie, leur visibilité dans l'espace urbain du quartier s'est intensifiée et rares sont les halls d'immeubles à n'avoir pas été investis pour servir de points de vente de stupéfiants. Les faits divers de la presse locale témoignent de cette récurrence. S'il ne s'agit pas de l'arrestation d'un trafiquant notable du réseau, c'est la mort à la suite d'un probable « règlement de comptes » qui nous rappelle régulièrement l'existence du trafic.

Dans ces lieux, une déambulation au travers des grands ensembles nous amène à rencontrer de jeunes gens en pied d'immeuble qui observent, qui passent par là et le cas échéant nous questionnent : « Vous cherchez quelque chose ? » « Tu veux quoi ? », « Shit, cocaïne ? », « Rentre dans le hall. ». Cette activité illicite, la vente de stupéfiants, est visible, et les jeunes qui l'exercent l'évoquent assez librement, soit parce qu'ils nous identifient comme des clients potentiels, soit parce qu'ils ont pu s'assurer que nous ne sommes pas policiers, que nous ne parlons pas avec les « schmitt[1] ». Une fois rassurés sur nos desseins, les jeunes ne s'offusquent pas de notre présence et il nous est possible de rentrer dans un bloc et côtoyer vendeurs, clients et habitants, dans une relative indifférence générale.

Il faut préciser que nous avons dû, à moult reprises, énoncer notre mission éducative et leur expliquer en quoi un éducateur de club de prévention spécialisée pourrait les aider. Parfois, il m'est arrivé de soulever mon t-shirt pour prouver que je n'étais pas policier, car j'ai certainement quelques attributs d'un représentant des forces de l'ordre qui peuvent rendre méfiants les guetteurs qui ne me connaissent pas (homme, 48 ans, cheveux courts). Intéressés ou non par notre aide, une fois cette information donnée, les jeunes nous tolèrent et semblent même

[1] Schmitt : terme argotique pour désigner les policiers, les gendarmes.

apprécier les discussions que nous engageons. Mais jamais nous ne savons si ce temps d'échange va durer, l'arrivée de clients, la gestion des liquidités ou le passage impromptu de la police, annoncé par des cris d'autres guetteurs, tel l'appel d'une meute de loups au loin [1], par un lancinant « L'UUUUUTEQ [2] ààààààà laaaaaa liiiiiiigne » coupant nette la conversation ou un plus discret « attention ils sont chauds », les obligeant parfois à disparaître dans les renfoncements des blocs. Parfois, ils sauront nous dire simplement que ce n'est pas le moment...

L'activité qui occupe ces jeunes est différente selon le poste dont ils ont la charge et semble répondre à une organisation particulière et structurée. Ainsi, des horaires existent, des « équipes » opérant des roulements, des salaires à la journée sont fixés, et bien d'autres choses qui renvoient au monde du travail.

Le terrain de recherche que j'explore est donc orienté vers la jeunesse des quartiers populaires et plus précisément sur les jeunes exerçant l'acte de vente de produits stupéfiants dans la cité. Cette activité illicite est organisée selon certains principes qui, à de nombreux égards, renvoient à l'univers du travail. Je me suis interrogé sur les liens entre le trafic de stupéfiants en bas d'immeuble et le travail. Pour vérifier et étayer cette interrogation, j'ai entrepris d'observer et questionner des jeunes gens impliqués dans cette pratique pour connaître leur perception de cette activité : la considèrent-ils comme un travail ? Et quelle est leur représentation de ce travail ?

---

[1] Cette expression ne doit pas disqualifier les personnes, il s'agit ici de retranscrire l'ambiance provoquée par ses cris qui habitent le quartier momentanément. On peut retrouver dans l'attitude de ces jeunes, la stature du loup sillonnant son territoire, toujours à l'affût. Les jeunes dealers, loin de les cantonner à la figure de la bestialité, ont, à certains égards, le comportement du loup qui fuit l'homme, en refusant certaines normes de la société. À noter que dans l'histoire européenne, l'imagerie du loup oscille entre fascination, attachement et crainte. (Pastureau, 2018).

[2] « UTeQ » (unités territoriales de quartier), rebaptisées en 2010 Brigades spécialisées de terrain (BST), sont des unités de la Direction centrale de la sécurité publique (DCSP) de la police nationale.

Comme évoqué *supra*, pour illustrer certaines parties du livre, je me suis appuyé sur des témoignages issus de l'enquête de terrain. Ils apparaîtront en encadré et en italique. L'identité des personnes citées a été volontairement changée pour préserver leur anonymat, pour autant, âges et sexes correspondent à la réalité.

L'origine de cette enquête

Il semble important de préciser dans quel contexte ce travail est mis en œuvre. Mon implication personnelle a une incidence particulière sur le lien que j'ai pu tisser avec le terrain de recherche et plus particulièrement avec les jeunes rencontrés. Le travail que je mène est issu d'observations relevées initialement dans mon cadre professionnel. En effet, j'exerce la mission d'éducateur spécialisé au sein d'un club de prévention depuis plusieurs années.

> La prévention spécialisée est une mission de service public se situant dans le cadre de la protection de l'enfance. C'est une forme d'action spécifique, conjuguant action éducative et présence sociale, pour accompagner les jeunes les plus en marge, en rupture, les plus éloignés de l'insertion sociale et professionnelle[1].

Le travail de rue, méthode d'intervention éducative utilisée pour aller vers les jeunes, m'a permis de les observer régulièrement et d'assister à l'activité du *deal* qu'ils mènent[2]. Mais, au-delà de mon regard, ce sont aussi les échanges que j'ai pu avoir avec eux qui ont enclenché un certain nombre de questionnements. Cette pratique professionnelle et la place de travailleur social que j'occupe au sein de ce quartier toulousain depuis deux décennies m'ont sûrement permis d'avoir « indubitablement un ancrage solide sur le terrain[3] ».

---

[1] Guide de la prévention spécialisée, 2019.

[2] Au sujet de ce mode d'intervention éducative et plus largement sur la prévention spécialisée voir le travail de Véronique Le Goaziou (2015) *Éduquer dans la rue.*

[3] Dans *Comment devient-on dealer dans un quartier pauvre ? L'exemple d'une cité marseillaise*, Sahraoui-Chapuis (2014) met en

Mon expérience professionnelle est donc l'origine des prémices d'une posture d'apprenti chercheur. Pour être tout à fait honnête, je n'ai pas toujours voulu envisager cette activité comme un travail et j'ai certainement préféré me positionner comme un « entrepreneur de morale » au début de la confrontation avec cette réalité. Une vision sûrement restrictive de « professionnel du contrôle social [1] » n'accordait à cette pratique que celle d'une déviance déstabilisant la société et mettant en péril l'avenir des personnes impliquées. Je considérais alors qu'accorder le qualificatif de travail aux fonctions de *dealer* ne pouvait que légitimer une pratique mortifère pour la jeunesse. Si je continue à percevoir les dangers réels auxquels sont exposés les jeunes *dealers* de la vente postée, c'est avec une autre focale sociale que j'ai abordé cette enquête. Il y a toujours un risque à réécrire l'histoire qui permettrait de situer l'origine d'un travail, pour lui trouver une logique cohérente après-coup. Pour autant, l'amorce de cette réflexion est issue de constats partagés avec une collègue éducatrice concernant la richesse des témoignages que les jeunes nous livraient sur leurs vies à l'occasion du travail de rue. À notre étonnement, les jeunes éprouvaient un réel plaisir à se livrer et pouvaient nous en dire bien plus sur leur activité, leurs ressentis, leur vision de la société que ce type d'interaction dans l'espace public pouvait présager. Il semblait même parfois que ces échanges agissaient comme une catharsis lorsqu'ils s'exprimaient sur leurs meurtrissures psychiques, s'autorisant à baisser la garde. Mais que faire de ces paroles ? Pour les étayer, nous avons engagé la mise en œuvre d'une recherche-action avec l'appui scientifique de Véronique Bordes (UMR-EFTS, Université Jean Jaurès, Toulouse 2)[2].

évidence la particularité de ce type de terrain d'enquête et la nécessité pour le chercheur d'être pleinement reconnu par les enquêtés.

[1] Gérard Mauger (2022) considère que déviance et délinquance ne sont pas étanches dans *Les professionnels du contrôle social : « un champ d'intervention professionnelle »*.

[2] Samuel Philippon, Brigitte Duprat, Malvina Crémaschi, *Recueillir la parole des jeunes : une recherche-action urbaine dans un quartier populaire de Toulouse*, article en attente de publication.

Cette précision me semble nécessaire, car l'approche théorique et la méthodologie que j'ai adoptées, rencontrent en plusieurs points, celles proposées par la chercheure citée *supra*.

C'est sous l'angle d'une « situation d'interaction prolongée » (Olivier De Sardan, 2008) que j'ai abordé cette recherche. Le travail de rue pratiqué en tant qu'éducateur spécialisé inscrit l'intervenant social dans le paysage du territoire et favorise une proximité avec le public rencontré. Il a pour objectif d'être au contact des publics les plus marginalisés et le cas échéant d'amorcer un accompagnement éducatif. Dans ma pratique éducative, j'ai été amené à développer ce que l'on nomme dans le jargon de la prévention spécialisée : « aller vers » les jeunes. Mais cette méthode de mise en relation qui fait partie de la mallette d'intervention des éducateurs spécialisés ne me semble pas toujours suffisante. On peut déambuler sur le quartier pour aller vers les jeunes sur l'espace public sans pour autant ne jamais les rencontrer ni les entendre. On aura vu des jeunes, le cas échéant on se sera présenté, mais il n'est pas certain que la situation d'interaction prolongée soit effective. On interprétera des pratiques observées, le risque étant à mon sens, d'en restreindre la compréhension à l'aune des seules représentations sociales de l'observateur. Pour Pascal Moliner « ... selon la représentation que les individus se font d'une situation (situation relationnelle affective ou professionnelle utilitaire ou compétitive), ils n'ont pas recours aux mêmes explications des comportements des acteurs qu'on leur décrit » (Moliner 2000, dans Moliner & Guimelli, 2015, p. 95). Mieux comprendre les dynamiques sociales à l'œuvre sur l'asphalte de la cité et notamment pendant le déroulement du trafic de stupéfiants me semble primordial pour étayer la pratique de travail de rue qui se trouve être une obligation professionnelle pour les éducateurs de prévention spécialisée toulousaine. Certains peuvent parfois éprouver un malaise à évoluer à proximité de pratique illicite se déroulant sur l'espace public. Cette tâche, le TR [1] dont

[1] Travail de rue.

l'objectif peut à certains égards être flou (être dans la rue pour qui, pour quoi ? Prévenir la délinquance, rassurer la population ?) s'inscrit dans le registre de la formation sur le tas pour le professionnel, « *on the job* »[1].

Cette situation d'interaction prolongée évoquée en référence au travail de Bordes (2015, p. 45), ne se décrète pas, il suppose de mettre en œuvre une posture pour « entrer sur le terrain, s'en imprégner et se faire absorber pour pouvoir y être perçu comme familier et ne représentant pas de danger pour les observés ». S'il ne s'agit pas de transformer le métier d'éducateur spécialisé en ethnographe à l'occasion du travail de rue, il me semble cependant important de faire un trait d'union entre cette pratique professionnelle et ce domaine des sciences sociales. En résumé, ma pratique professionnelle a alimenté mon regard d'apprenti ethnographe dans cette recherche et je pense que l'ethnographie et la posture socio-ethnographique (*Ibid.*) peuvent nourrir la pratique du travail de rue. Nous aurons l'occasion d'envisager des pistes d'apport de cette discipline en dernière partie.

Cette proximité avec le terrain, favorisée par une immersion, est une clé de compréhension des observés qui, ne l'oublions pas, nous observent aussi : « Ce va-et-vient entre observé et observateur, s'il influe sur le travail du chercheur, reste pourtant à l'origine d'une construction de savoirs » (*Ibid.*).

Le terrain d'enquête : une grande cité, « ville annexe » de Toulouse : de l'utopie urbaine au malaise social

Achevé au début des années 70, cet ensemble urbain réalisé dans le cadre d'une procédure de Zone à urbaniser

[1] Claude Dubar (2015) présente trois modèles professionnels dont celui du façonnier se définissant par un poste (tâches prescrites, résultats prévus, moyens attribués) et un noyau dur de la compétence produite par la formation sur le tas pour fournir des résultats issus de l'expérience et la maîtrise de l'activité de travail.

(ZUP) est construit au milieu des prés de la campagne toulousaine. Prônant l'utilisation du caractère « brut » du béton et la répétition de certains éléments, le bâti s'inscrit dans le courant du brutalisme, style architectural issu du mouvement moderne. Pour concevoir ce « nouveau Toulouse », des éléments novateurs dans la conception des circulations seront proposés par les architectes : la séparation des piétons et des véhicules par une dalle reliant les trois quartiers, associée à des coursives courant tout du long des barres d'immeubles aux 5e et 9e étages. Un des architectes à l'origine du projet dira : « nous avons voulu rendre la rue à l'homme ». Les plans d'appartements font preuve d'une grande créativité et ils sont encore une référence aujourd'hui en matière de logement social : qualité de construction, grande surface, séjour traversant, insonorisation...

Les barres d'immeubles constituent des unités centrées sur des parcs, des jardins et des équipements (commerces, écoles, services). Le monolithisme des immeubles frappe la première vision du visiteur qui ne connaît pas le quartier. Des éléments du passé agricole de la zone comme des pigeonniers ont été conservés et ornent les espaces verts. Cette zone nouvelle de la région toulousaine propose au début des années 70, un lieu privilégié, disposant d'une architecture avant-gardiste et favorisant un environnement social de qualité.

Cependant, dès la fin de cette même décennie, tandis qu'une grande partie de la population est victime du chômage et de l'exclusion, les commerces périclitent. La mixité sociale désirée à l'origine du projet disparaît et émerge un quartier de relégation, n'accueillant que des populations immigrées. En plus de cette dégradation du contexte économique et social, le quartier connaîtra, deux décennies plus tard, des scènes d'émeutes en 1998 et en 2005 à la suite de la mort de jeunes gens en lien avec les interventions des forces de l'ordre. Les événements de décembre 1998 ont pour particularité un caractère local. Ils font suite à la disparition d'un jeune mortellement blessé par un brigadier de police qui tentait de l'interpeller alors qu'il était à bord d'une voiture volée. La personne sera retrouvée sans vie, sous une voiture moins de deux heures après les coups de feu du gardien de la paix. La nouvelle du décès va circuler toute la journée dans le quartier dont est originaire cet adolescent de 17 ans. Le soir, incendies de véhicules et affrontements avec les CRS vont débuter pour s'étendre à d'autres quartiers populaires de la ville rose dans la semaine. Ces événements traumatiques marqueront la mémoire des jeunes du quartier d'autant que les conditions équivoques de la mort de la personne et le « flottement administratif » qui caractérise le suivi de cette affaire alimentera une défiance vis-à-vis de la police et de la justice[1]. Le sobriquet de la victime parera les murs des coursives de la cité pendant de longues années.

Sept ans plus tard, c'est dans un contexte national que le quartier s'embrasera. Les émeutes des banlieues françaises débuteront à Clichy-sous-Bois à la suite de la mort de deux jeunes garçons électrocutés alors qu'ils essayaient d'échapper à un contrôle de police. Ce sera le déclencheur d'émeutes urbaines dans d'autres communes d'Île-de-France puis sur l'ensemble des banlieues pauvres de la métropole[2]. Un jeune toulousain verra ses doigts amputés en voulant relancer une grenade lacrymogène initialement projetée par les CRS.

Un quartier en perpétuelle mutation

Le quartier connaîtra à partir du début du 21e siècle de profonds changements architecturaux.

Un Grand Projet de Ville, débuté en 2005 a eu pour objectif de réduire la proportion de logements sociaux à 50 % et de remplacer 1363 logements répartis dans quelques barres par des logements neufs regroupés dans des immeubles plus petits. Ainsi, au fil des deux dernières décennies, les dalles piétonnes, éléments emblématiques du

---

[1] Sur ce sujet, l'ouvrage *Média et violences urbaines* d'Angelina Peralva et Éric Macé (2002) explore le traitement médiatique des violences urbaines.

[2] Une étude de la dynamique spatio-temporelle des émeutes souligne la particularité d'une géographie de la pauvreté. *Les émeutes de 2005 vues comme une épidémie de grippe* — Le Monde, mercredi 24 janvier 2018 — source Europresse.

projet initial ont disparu et les immeubles, colosses de bétons, ont été pour certains détruits. D'autres bâtiments moins imposants ont été construits en place et lieu. L'horizon architectural de ces quartiers s'est aéré et les zones vertes ont été valorisées et agrandies, pour autant, les barres d'habitation du projet initial, énormes paquebots de béton à quai, marquent toujours l'identité urbanistique de l'endroit.

Jeunesse et pauvreté : deux marqueurs démographiques

Cette zone urbaine située au sud-ouest de Toulouse, mosaïque d'une dizaine de quartiers est définie comme l'un des douze quartiers prioritaires de Toulouse Métropole (l'intercommunalité regroupant 37 communes, dont Toulouse, et ayant le statut d'EPCI, établissement public de coopération intercommunale).

Il semble intéressant de prendre en considération l'échelle de l'intercommunalité pour percevoir la précarité de ce territoire. Le site du SIG[1] le situe comme le territoire le plus pauvre de l'unité urbaine de Toulouse et le plus pauvre parmi les douze autres quartiers prioritaires. Selon une étude de l'Insee (2018), c'est aussi le plus grand quartier d'Occitanie avec 31 690 habitants, soit 47 % de l'ensemble des habitants des quartiers prioritaires de l'agglomération.

Toujours selon cette même étude, ce quartier prioritaire a le niveau de vie médian le plus faible. C'est le seul de l'agglomération à se positionner, au regard de cet indicateur, dans la première moitié des quartiers prioritaires les plus défavorisés d'Occitanie.

Seuls quatre habitants sur dix en âge de travailler (15-64 ans) ont un emploi et lorsqu'ils en occupent un, il s'agit deux fois sur dix d'un emploi précaire (CDD, intérim, etc.), deux indicateurs proches de la moyenne des quartiers prioritaires d'Occitanie (INSEE, 2018).

[1] Système d'information géographique de la politique de la Ville.

La jeunesse en est un marqueur démographique. C'est d'ailleurs une des caractéristiques des quartiers dits sensibles, leur population étant « une population jeune par comparaison au reste du territoire. En 2006, 31,6 % des habitants des ZUS étaient âgés de moins de 20 ans, contre 24,9 % dans les unités urbaines abritant ces quartiers. » (Richez, 2012). Il faut noter que « les jeunes des quartiers connaissent également un accès plus difficile au marché de l'emploi et des taux d'emplois précaires et d'emplois à temps partiel contraint bien supérieurs. » (Le Gaouziou, 2015, p. 36). Quartier familial et plutôt jeune, les ménages de cinq personnes ou plus y sont davantage représentés et un quart des habitants sont des enfants de moins de 15 ans. Néanmoins, on note une évolution des classes d'âge entre 2011 et 2016 sur les deux zones où j'ai mené cette enquête. Les 0-24 ans voient leur pourcentage nettement reculer alors que cette tranche d'âge est en progression pour l'ensemble de l'agglomération toulousaine[1]. On peut y voir peut-être l'effet de la rénovation urbaine qui tend à diminuer la population du quartier, la concentration urbaine des foyers les plus précaires et de fait, une baisse de la population jeune. Il sera intéressant d'étudier à terme si cette évolution de l'aménagement urbain du quartier entraîne une gentrification comme on peut l'observer dans certains quartiers d'Île-de-France. Ce phénomène impacte l'espace public, qui se trouve être l'espace physique investi par la jeunesse. Les propositions municipales de transformation urbaine du quartier effacent les grands ensembles pour augmenter la surface pavillonnaire et favoriser l'accès à la propriété[2]. Dans ce nouvel environnement, on peut penser que des mutations sauront à l'œuvre quant au territoire d'usage de la jeunesse.

---

[1] Source : Insee, Recensement de la population 2011 et 2016, vu sur www.toulouse.fr .

[2] Thématique abordée à l'occasion du colloque « Comprendre l'expérience des jeunes des quartiers populaires », les 29 et 30 juin 2022 — Université Paris Nanterre.

Si l'on prend l'échelle de l'unité urbaine de Toulouse[1], soit 920 402 habitants, on mesure un écart conséquent avec la population résidant dans cette grande cité toulousaine concernant le taux de scolarisation des 16-24 ans, le taux de diplômés bac ou plus et le taux d'emploi des 15-64 ans.

	Taux de scolarisation des 16-24 ans (%)	Taux de diplômés bac ou plus (%)	Taux d'emploi des 15-64 ans (%)
Unité urbaine de Toulouse	72	57	64
Terrain enquêté	56	30	44

Figure 1 : Taux de scolarisation, de diplômés et d'emploi (inspiré des données Insee, recensement de la population 2010)

Au regard des critères précédemment cités, pauvreté, chômage, niveau d'étude, ces quartiers ont la particularité d'être classés en ZFU (zone franche urbaine).

Le sigle ZFU inscrit dans le champ lexical et législatif de la politique de la ville nous amène à nous pencher sur les politiques publiques en matière d'emploi à destination des quartiers prioritaires et plus précisément en direction de la jeunesse.

Il semble important de faire un point de contexte sur les politiques d'emploi et de travail mises en œuvre dans les QPV. J'aborderai ce volet en profondeur dans l'ouvrage. Avant, je vais exposer les courants théoriques avec lesquels j'ai voisiné et qui ont alimenté ma démarche de recherche.

[1] Toulouse Métropole, le Sicoval, le Muretain Agglo, la Save au Touch, la Save et Garonne, le Frontonnais, les Coteaux Bellevue et les coteaux du Girou.

Pistes méthodologiques

Une méthodologie s'inscrivant dans le courant interactionniste symbolique

Comme nous avons pu l'évoquer dans la présentation du cadre théorique, ce travail prendra appui sur le mouvement interactionniste symbolique et plus précisément sur les travaux d'Howard S. Becker.

Le sociologue américain, dans son ouvrage *Outsiders, Étude sociologique de la déviance* (Becker, 1985) se livre à plusieurs enquêtes, notamment celle, intitulée « Comment on devient fumeur de marijuana » qui a pour but d'étudier les consommateurs de cette substance illégale. Becker s'intéresse aussi aux réactions et stratégies de ces mêmes utilisateurs de marijuana face aux divers contrôles sociaux mis en œuvre par le gouvernement états-unien durant les années 50 pour contrer cette pratique jugée dangereuse.

L'auteur mène une enquête obtenue à partir d'entretiens « centrés d'une part sur les conceptions des acteurs et d'autre part sur les descriptions des pratiques » (Blanchet et Gotman, 2015, p. 31). Il s'agit d'une « enquête sur les représentations et les pratiques [...] qui visent la connaissance d'un système pratique [...] nécessitant la production de discours modaux et référentiels » (*Ibid.*, p. 30).

L'interactionnisme auquel appartient Becker va développer un travail de terrain. Ce courant « ne repose pas sur l'adhésion à des "théories", mais sur une démarche empirique, le travail de terrain, avec insistance sur l'observation directe, et sur une approche originale de la société conçue comme un ensemble d'actions collectives... » (Chapoulie, 1985).

Mon travail emprunte donc au courant interactionniste une méthode. Tout d'abord l'observation, aussi développée par Bordes (2015) sous l'angle d'une posture socio-ethnographique, comme j'ai pu l'expliquer en amont. Le choix de Becker comme boussole pour mon travail en première intention est sûrement dû à mon statut de néophyte en sciences humaines il y a encore deux ans. Il était assez rassurant de lire au début de cette entreprise quelque peu anxiogène la déclaration suivante : « quiconque fait un travail intéressant sur la société est un sociologue. Peut-être ne le savent-ils pas ! Ils le sont ! »[1].

L'observation participante

Ce travail est un *continuum* de mon activité professionnelle d'éducateur en prévention spécialisée. C'est par le biais du travail de rue, de ma présence sur le territoire, de l'émergence de ce questionnement sur l'organisation de la pratique du *deal* et le sens qu'il pouvait avoir chez ses acteurs, que mon objet de recherche s'est progressivement construit.

> L'éducateur de prévention spécialisée est pratiquement en position d'ethnologue dans le milieu qu'il pénètre. Il se doit d'accepter l'existence de modes de fonctionnement sociaux dont il est témoin, préalablement à toute réaction visant une transformation des comportements [...] (CNLAPS [2] , 1998, p. 5).

Il s'agit donc de mener un travail d'observation régulier, l'observation participante permettant une meilleure compréhension des actes et des processus sociaux d'un milieu, d'un groupe, pour en donner une description puis en proposer une lecture théorique afin d'expliquer ce dont on a été témoin (Russel A. Jones et al, 2000).

Pour cela, le support du travail de rue m'apparaît comme la manière la plus évidente d'aller vers les jeunes concernés par ma recherche. Il s'effectue en binôme avec une ou un collègue. La différence de cette déambulation favorisant une « situation d'interaction prolongée » avec le travail de rue à visée éducative dans le cadre de la mission de prévention spécialisée a essentiellement consisté à utiliser une autre « paire de lunettes » pour observer cette pratique de bas d'immeuble. La posture d'apprenti ethnographe m'a poussé à une immersion plus marquée et au fil des séances dédiées à ma recherche, mon rôle d'éducateur s'effaçant pour

---

[1] Becker H., *Les ficelles du métier*, La Découverte, Paris, 2002.
[2] Comité National de liaison des Acteurs de la Prévention Spécialisée.

entendre et observer les petites mains du trafic. J'ai aussi souhaité mener seul ces rencontres avec le public. Cette approche solitaire m'est apparue nécessaire pour deux raisons. Tout d'abord une immersion, peut-être plus totale se présentait à moi. Seul, il n'y a pas l'appui du collègue et les conversations sont différentes. Centré sur mon ressenti et mes émotions, j'ai fait l'hypothèse que mes échanges avec les personnes rencontrées pourraient me donner d'autres perceptions. L'autre raison de ce travail seul, et non plus accompagné, est aussi une plus grande liberté quant au rythme que j'ai souhaité donner à ces rencontres. Arpenter les rues avec un collègue est un exercice riche d'enseignements, mais cela nécessite aussi de caler son intervention sur l'autre, ce qui entraîne à certains moments une contrainte sur le degré d'immersion que j'ai essayé d'avoir dans les lieux où ces jeunes gens pratiquent cette activité illicite. Enfin, cela m'a permis de me présenter exclusivement en tant qu'apprenti chercheur, en dehors de ma mission éducative et d'entrevoir un face à face, de personne à personne dans l'idée d'une symétrie des places de chacun : éduc, mais pas trop !

De manière concrète, j'ai envisagé cette immersion à raison de deux séances hebdomadaires hormis les semaines de formation qui ne me permettaient pas d'aller sur le terrain. C'est donc entre quatre et cinq heures de terrain par semaine qu'il m'a été possible d'effectuer pendant plusieurs mois. Les horaires des séances ont été volontairement fluctuants, la disponibilité du public concerné semblant varier selon le moment de la journée. L'ouverture de cette activité semble débuter vers 9 h 30 et peut se prolonger en soirée. Le couvre-feu imposé par la crise sanitaire aurait néanmoins réduit la plage horaire, selon ce qui a pu m'être rapporté.

Comme j'ai pu le préciser, ce terrain de recherche m'est familier. Cette connaissance du terrain a l'avantage de me permettre de rencontrer plus facilement les jeunes et de pénétrer ces lieux de vente assez facilement. Les personnes grâce auxquelles j'ai pu mieux comprendre l'activité de revente de stupéfiants ont a priori relativement confiance en moi, dans le rôle social que j'occupe. Cela m'a semblé être un atout, car « une des règles de base de l'attitude de l'enquêteur, c'est de ne pas susciter de défiance » (Beaud et Weber, 1997, p.110). Becker (1985, p. 250), insiste sur l'inscription dans le temps du chercheur avec son terrain :

> [...] elle (la fécondité de l'usage de l'observation) dépend également de son aptitude à comprendre en finesse l'univers symbolique des catégories de personnes étudiées : ceci suppose une sensibilité qui ne peut souvent être acquise sans une familiarité prolongée avec cet univers symbolique.

En revanche, mon regard n'est pas neutre, étant un professionnel coutumier de cet environnement, ma relation avec les gens rencontrés s'inscrit dans mon antériorité d'éducateur spécialisé. Il m'a fallu garder à l'esprit le biais de désirabilité sociale, « tendance des individus à donner des réponses socialement désirables lorsqu'ils répondent à des enquêtes » (Dompnier et al., 2011). Les jeunes gens que j'ai rencontrés me perçoivent aussi dans mon rôle d'éducateur, ce qui peut les amener à formuler leur réponse pour correspondre aux supposées préoccupations d'un professionnel de l'accompagnement social. Chaque jeune est amené à faire de la « figuration » (Goffman, 1974), c'est-à-dire qu'il propose une image de lui-même, telle que son interlocuteur, en l'occurrence l'éducateur, attend plus ou moins de lui.

Pour autant, cette connaissance partielle du terrain ne me confère pas la qualité d'habitant, ou de résidant, je ne suis que de passage. Si l'on se réfère à la définition de l'ethnologue de Jean Copans, on n'efface pas d'où l'on vient, qui l'on est et restons étranger au terrain que l'on observe.

Donc, pour « capter » cette réalité de terrain, je me suis inscrit dans une démarche « d'observation participante » consistant à se faire accepter des enquêtés, être présent pendant le déroulement de l'activité et « établir des relations normales avec les autres "participants" qui n'ont aucune idée de ce qu'est et de ce que fait un ethnologue » (Copans, 2008). Il me semble essentiel d'apporter une nuance sur l'extériorité des participants à ma démarche. Dans un souci d'honnêteté et de transparence, j'ai expliqué régulièrement aux individus rencontrés, l'intérêt que j'ai pour leurs vécus et les liens avec mon travail universitaire. S'il ne s'agissait pas de leur expliquer en détail les rouages de ma démarche, je pense qu'il était éthiquement nécessaire de leur énoncer le cadre dans lequel j'ai souhaité observer et comprendre leur activité.

Les outils mobilisés pour mener l'enquête de terrain

Cette recherche a donc été menée grâce à une enquête de terrain s'appuyant sur l'observation participante. Cette partie est destinée à comprendre les outils que j'ai utilisés pour récolter les matériaux nécessaires.

- *Le journal de terrain*

Pour relater cette observation *in situ*, j'ai compulsé après chaque séance des notes dans un cahier, appelé communément en ethnographie le journal de terrain. Il y est inscrit, la date, le lieu, l'horaire, les jeunes rencontrés, les paroles de ces mêmes jeunes, ce que j'ai pu voir et le cas échéant les sensations et interrogations que ce moment a pu déclencher chez moi.

Ma pratique d'éducateur spécialisé m'a poussé dans un premier temps à décaler la prise de notes après la séance d'observation. Il me semblait compliqué d'écrire en direct ce que j'observais, car cette pratique pouvait à mon sens être mal interprétée par les jeunes en activité de vente de stupéfiants. Cette nécessité a forcément limité ma perception de ce qui a pu se dire, se faire, pendant mon temps de présence. Et cette retranscription *a posteriori* n'a pas échappé à une sélection arbitraire causée par ce que ma mémoire n'aura pas retenu et la volonté de noter ce qui m'a marqué. Lorsque le travail a eu lieu en binôme, il a pu présenter l'avantage de bénéficier du regard d'une autre personne, qui peut combler certains oublis et apporter d'autres informations. Néanmoins, cet autre regard peut lui aussi dénaturer le mien. Il faut donc être conscient que l'observation retranscrite dans le temps doit composer avec la subjectivité. En avançant dans l'exercice de mon enquête je me suis autorisé l'utilisation d'un autre petit carnet pour noter en direct les propos des personnes qui acceptaient de répondre à certaines de mes questions. Cette nouvelle étape de recueil m'a permis d'éviter une déperdition des propos tenus. Et j'ai pu, grâce à ce procédé, présenter le questionnaire ou plus exactement la trame de questions que j'ai élaborée initialement dans l'objectif d'entretien semi-directif.

- *Questionnaire pour un entretien semi-directif et limite de l'exercice*

Pour compléter cette observation, j'ai souhaité mettre en œuvre des entretiens semi-directifs avec certains des jeunes rencontrés :

> L'enquête par entretien est ainsi particulièrement pertinente lorsque l'on veut analyser le sens que les acteurs donnent à leurs pratiques, aux événements dont ils ont pu être les témoins actifs ; lorsque l'on veut mettre en évidence les systèmes de valeurs et les repères normatifs à partir desquels ils s'orientent et se déterminent (Blanchet & Gotman, 2007, p. 24).

Dans le cadre de mon travail, il s'agit donc de mener un entretien de recherche pour améliorer la compréhension de l'action.

Pour permettre le déroulement de ces entretiens semi-directifs, j'ai dû créer une trame. Le choix de ce support me semblait approprié, car il peut être plus ou moins ouvert en fonction de la problématique traitée ou de son contexte. J'ai imaginé cet exercice avec une certaine souplesse au regard du public concerné. Les jeunes gens à qui je l'ai destiné sont peu enclins à participer à des expériences pouvant leur rappeler la scolarité, laquelle est assez souvent source de conflits, voire l'enquête de police qu'ils ont pu connaître par ailleurs. Il s'agissait donc d'aborder les questions en lien avec leur activité dans un cadre n'étant pas trop rigide. L'entretien semi-directif devait me permettre de construire une connaissance fiable et pertinente centrée sur l'activité de revente de stupéfiants et plus largement sur le travail.

Le questionnaire individuel était envisagé sur une heure et à destination de trois ou quatre personnes. Mais la proposition de l'entretien suscite de la méfiance chez les jeunes et ils le perçoivent comme une interview journalistique qui mettrait en lumière une activité inavouable[1].

Il m'a donc été difficile de convaincre des jeunes de se prêter aux conditions de l'entretien semi-directif. C'est-à-dire seul avec moi dans un espace dédié. Trois jeunes ont accepté le principe, mais ont repoussé à plusieurs reprises le rendez-vous le moment venu. Pour l'un d'entre eux, Roca, une solution alternative avait été envisagée. Il m'avait proposé de procéder à cet échange dans mon véhicule, ne souhaitant pas se rendre dans les bureaux du club de prévention, cette adresse ne lui inspirant pas confiance. Hélas, Roca a fait l'objet d'une garde à vue à la suite de l'intervention des forces de l'ordre pendant une séance (un encart relate cette situation) puis a déserté le terrain. J'ai pu concrétiser l'entretien avec une personne, plus âgée, je l'exposerai dans le chapitre suivant.

Face à cette difficulté de mise en œuvre, j'ai réinvesti les questions initialement réservées à l'entretien semi-directif, à l'occasion de l'observation participante. Les réponses proposées par les jeunes dans la rue, en bas d'immeuble, ont été retranscrites sur un petit carnet que j'avais sur moi. J'ai essayé de privilégier des moments en face à face avec les jeunes pour recueillir leurs réactions et lorsque cela a été rendu possible par l'actualité du terrain. Si l'intégralité du questionnaire n'a pas toujours pu être présentée, cette méthode me semble pouvoir mettre en lumière une certaine unité de conduites et de vécus repérée dans les différents propos des personnes. Lorsqu'il était impossible de présenter mon entretien, cela demandant au préalable d'expliquer pourquoi je m'intéressais aussi précisément à leur activité, les conversations à bâton rompu m'ont souvent permis de

[1] L'article de Khadidja Sahraoui-Chapuis (2014) « Comment devient-on dealer dans un quartier pauvre » souligne le sentiment de méfiance de ceux qui sont aux premières places du trafic de stupéfiants. Ce qui peut pour certains chercheurs trop éloignés de cet environnement considérablement compliquer l'accès au terrain.

glisser certaines de mes questions. Les réponses spontanées des personnes rencontrées ont donc constitué une autre part de mon matériau de recueil de données.

Le guide d'entretien m'a permis partiellement d'étudier la représentation du travail par les jeunes rencontrés, notamment la question n° 5 (cf. questionnaire en annexe). L'ensemble de ce questionnaire repose essentiellement sur la fonction descriptive[1].

Pour conclure sur les aspects de la méthodologie de l'enquête que j'ai mis en place, je dirais que l'adaptation au terrain en a modelé les outils. Dans ce sens, je pense m'inscrire dans la sociologie d'Howard Becker dont « la démarche est faite de curiosité et de souplesse » (Soulet, 2013, p. 201 dans Perrenoud, 2013). Je reprendrai la lecture de Pessin (2004, p.12) du travail du sociologue américain : « Une science souple, c'est finalement une science qui se prête elle-même, dans sa démarche et dans sa méthode, aux surgissements quotidiens de l'imprévisible ».

---

[1] Cette fonction intervient lorsqu'il s'agit de décrire ou de définir, au sens large, l'objet ou la situation. Elle constitue, en quelque sorte, le reflet du registre descriptif des éléments de connaissance mis en œuvre et utilisé par le sujet (Guimelli, 1995 dans Moliner & Guimelli, 2015 p. 40).

PREMIÈRE PARTIE

Trouver un job

Mon métier s'exerce dans la rue, enfin une partie du temps. Je dois bien l'avouer, très longtemps j'ai dû justifier à ceux que je rencontrais en bas des blocs, à quoi je pouvais leur servir. Cela m'arrive encore d'expliquer mon « job ». Les aider à trouver du boulot, même si la proposition n'est pas toujours aussi simple à mettre en route, fait souvent partie d'un attrait de ma fonction qui facilite l'acceptation de ma présence ou suscite un vague intérêt. Dans cette partie, je propose un panorama de l'accompagnement vers l'emploi plus spécifiquement destiné à la jeunesse résidant sur les territoires de la politique de la ville. Cette notion de territoire a fait l'objet d'un vif débat avec un détenu ayant vécu sur un quartier à qui je présentais, avec mes collègues, la recherche-action urbaine « Recueillir la parole des jeunes dans un quartier populaire ». Sa réaction : « Le quartier c'est pas un territoire ! C'est la France ! C'est pas un lieu à part ! » Je n'avais aucune intention de stigmatiser les quartiers en utilisant ce mot. Cette objection quelque peu épidermique me permet d'introduire peut-être un aspect de la politique de la ville. Si elle s'inscrit dans une logique de compensation de l'iniquité sociale, elle la souligne aussi, si l'on considère qu'il y aurait une politique de la ville, connexe, et La Politique.

CHAPITRE I

L'emploi dans les quartiers populaires : le cheval de bataille de l'État

Les principaux indicateurs économiques (inflation, chute des taux de croissance, chômage) se dégradent considérablement au début des années 70. Comme souvent, cette crise touche prioritairement les populations les plus fragiles. Les cités françaises en concentrent une grande partie. Dès lors, les gouvernements successifs n'auront de cesse de tenter d'amortir la crise sociale et de proposer des solutions pour espérer renouer avec le plein emploi des Trente Glorieuses.

Des objectifs liés à la politique de la Ville

La politique de la ville fêtait ses 40 ans en 2019, mais les prémices de cette action publique s'inscrivent dans l'évolution de l'urbanisme de la France de l'après-guerre et particulièrement dans l'avènement puis de la dégradation des grands ensembles d'habitat social.

Après la Seconde Guerre mondiale, l'urbanisme et l'architecture adoptent les concepts de la philosophie de la Charte d'Athènes. Il faut résoudre la pénurie du logement et accueillir les mal-logés, dans un souci de fonctionnalité et d'hygiène ; il s'agit alors, en pleine expansion économique, de construire toujours plus, dans un souci d'optimisation du temps de conception et du nombre de logements proposés. Ce modèle d'urbanisme, souffrant parfois d'une faiblesse en termes de réalisation, s'avère désastreux en matière de logement et de cadre de vie dès les années 70.

Avec la circulaire Richard, qui stoppe la construction de ce type d'habitat en 1973, débutera une réflexion sur l'amélioration des conditions de vie des habitants dans les grands ensembles. Seront créées les opérations Habitat et Vie Sociale (HVS) en 1977 dans le but de réhabiliter le bâti pour rendre les cités concernées plus agréables pour leurs habitants. Pour autant, cette politique publique, entièrement axée sur l'amélioration du confort interne des logements, n'aura aucun effet sur les conditions sociales dégradées que vivent les cités françaises. Et pour cause, l'insalubrité du bâti n'est que la partie émergée de l'iceberg. Chômage, pauvreté, déclassement social contribuent à nourrir le mal de vivre des banlieues. Gérard Mauger (2009) nous explique ce glissement social :

> [...] Clientèle de substitution, les familles immigrées accèdent alors aux grands ensembles et en accélèrent le déclassement [...] la dégradation de la condition ouvrière à partir de la seconde moitié des années 1970 frappe prioritairement les ouvriers les moins qualifiés et, parmi eux, les ouvriers immigrés les plus récents.

L'approche sociale et plus globale des difficultés qui apparaissent dans ces lieux d'habitat populaire va coïncider avec l'arrivée de la gauche au pouvoir. Ce sont aussi les premières images télévisuelles des incidents qui ont lieu dans le quartier des Minguettes, dans la banlieue de Lyon durant l'été 1981 qui vont marquer les esprits de la société française et inciter le nouveau gouvernement à proposer des réponses inspirées de doctrine en rupture avec l'ancien pouvoir de droite. Pour traiter ces violences, les dispositifs « Opérations anti-Été chaud » puis « Opérations Prévention Été » seront déployés. Ces opérations « Été », créées pour éviter le renouvellement des incidents des Minguettes, visaient à neutraliser et occuper les jeunes les plus violents et perturbateurs en misant aussi sur une ambition d'éducation et de prévention de ce public (Lapeyronnie, 1985). On peut tout de même noter que ce malaise social, qui touche ces quartiers, a des racines profondes et anciennes. Ainsi le meurtre d'un jeune, en 1971 à La Courneuve par un tenancier de bistrot, verra l'irruption de soulèvements urbains en réaction au racisme « anti-jeune » et aux violences policières. Des événements analogues toucheront d'autres quartiers français cette même année, dont celui enquêté en région toulousaine[1].

Le dispositif sera élargi, en 1995, à toutes les vacances scolaires. Le label « Ville-Vie-Vacances » visera « à permettre aux jeunes de bénéficier d'activités culturelles, sportives et de loisirs pendant les vacances scolaires »[2]. J'ai eu l'occasion d'éprouver ce dispositif en tant que professionnel. Il faut lui reconnaître l'avantage d'avoir donné l'occasion à des jeunes du quartier d'occuper une place valorisante en intégrant entre autres des chantiers éducatifs leur permettant de financer leurs projets de loisirs. L'accès au *deal* à la fin des années 90 et au début des années 2000 était moins développé et visible sur le quartier toulousain et les jeunes en manque d'opportunité avaient bien saisi le concept de projet, sésame pour un séjour encadré par les animateurs ou les éducateurs.

Par ailleurs, une logique de rattrapage est mise en œuvre par le biais de la création des zones d'éducation prioritaires (ZEP) qui permettent un renforcement sélectif de l'action éducative dans les zones et dans les milieux sociaux où le taux d'échec scolaire est le plus élevé. La population jeune, composante importante des quartiers populaires, davantage touchée par les inégalités scolaires et par le chômage, est prioritairement visée par cette nouvelle politique.

Dans les trois premières années du septennat présidentiel de François Mitterand, trois rapports, fondement de la future politique de la ville, seront commandés par le gouvernement Maurois. Il s'agit du rapport Schwartz, du rapport Bonnemaison et enfin du rapport Dubedout.

Ce sont surtout les rapports Schwartz en 1981 et Dubedout en 1983 qui mettent l'accent sur l'insertion professionnelle et sociale des jeunes en difficulté.

Le pédagogue Bertrand Schwartz permettra la création des Missions locales, des permanences d'accueil, d'information et d'orientation (PAIO) et de la délégation interministérielle aux Jeunes (Patriat & Requier, 2017).

---

[1] *La politique de la ville, un tremplin pour les habitants.* Rapport d'information n° 800 (Artigalas & al., 2022) — www.senat.fr.

[2] Vu sur https://www.senat.fr/rap/r09-081/r09-08124.html.

Le rapport Dubedout fait des propositions pour une politique en direction des quartiers fragilisés. Hubert Dubedout (1983), maire de Grenoble, propose de « démocratiser la gestion de la ville, d'équilibrer la composition sociale des quartiers, d'insérer les jeunes dans la ville et la société, de relier développement social et développement économique, de redonner une valeur urbaine aux quartiers et de prévenir l'insécurité ».

Ces deux rapports répondent entre autres à la question de l'emploi des jeunes en difficulté dont ceux des cités françaises font partie.

Le rapport Bonnemaison, en 1982, résultat du travail de la commission des maires sur la sécurité s'attellera à penser le traitement de la délinquance sous l'angle du triptyque, prévention, répression, solidarité.

On constate en prenant connaissance des thématiques abordées par ces trois rapports et de la période à laquelle ils sont pensés que la jeunesse des quartiers est abordée sous l'angle de ses difficultés, de son insertion sociale et professionnelle, mais aussi de la dangerosité qu'elle peut véhiculer dans l'esprit de la société.

C'est en 1990 que François Mitterrand, élu président pour la seconde fois depuis 1988, annonce la création du ministère de la ville et nomme Michel Delebarre (ancien ténor socialiste, décédé en 2022) ministre d'État, chargé de la politique de la ville.

Dans les années 1990, la politique de la ville va devenir une politique des quartiers alors qu'elle n'était jusqu'à présent que celle de certains quartiers. Le contrat de ville (circulaire de décembre 1998) en devient son contrat principal et fait apparaître l'importance toujours croissante d'une gestion intercommunale.

François Mitterrand est toujours au pouvoir, mais c'est sous un gouvernement de droite fraîchement constitué (cohabitation du gouvernement Balladur) qu'est votée la circulaire du 19 mai 1994, relative à la politique de prévention de la délinquance et de lutte contre l'insécurité en milieu urbain. Cette dernière souligne que la politique de prévention de la délinquance « doit être partie intégrante de la politique de la ville » (Hammouche, 2012).

La loi du 14 novembre 1996 de mise en œuvre du pacte de relance de la politique de la ville distingue trois niveaux d'intervention : les zones urbaines sensibles (ZUS), les zones de redynamisation urbaine (ZRU) et les zones franches urbaines (ZFU) (Insee, 2016). Chacun de ces niveaux d'intervention est caractérisé par des dispositifs spécifiques visant à répondre aux différentes difficultés rencontrées dans ces quartiers :

> Les zones urbaines sensibles sont caractérisées par la présence de grands ensembles ou de quartiers d'habitat dégradés et par un déséquilibre accentué entre l'habitat et l'emploi[1].

ZUS et ZFU permettent aux entreprises de bénéficier d'exonérations fiscales incitatives pour favoriser l'embauche sur ces territoires. Comme énoncé précédemment, certains quartiers du terrain enquêté, classés en ZUS, bénéficient aussi du statut de ZFU.

C'est à nouveau sous l'impulsion d'un gouvernement socialiste que la politique de la ville devient une compétence obligatoire pour les communautés d'agglomération avec la loi Chevènement du 12 juillet 1999.

Une rupture est amorcée par la loi Borloo en 2003 qui lance le Programme National de Rénovation Urbaine (PNRU) et crée l'Agence Nationale pour la Rénovation Urbaine (ANRU). Cette agence va encourager et accélérer des opérations de démolition et de reconstruction. Le quartier toulousain comme 700 autres quartiers français en sera profondément changé. Ainsi, depuis vingt ans, les entreprises de BTP interviennent sur cet endroit enchaînant les chantiers et pouvant donner l'impression d'une tâche perpétuelle dont habitants et personnes y travaillant ne connaîtront jamais la fin. Le patrimoine historique tend à disparaître, ses emblématiques et originales barres subissant régulièrement l'assaut des pelleteuses de destruction.

---

[1] Loi n° 95-115 du 4 février 1995 d'orientation pour l'aménagement et le développement du territoire.

Certains habitants vivent mal la disparition d'un bâti qu'ils s'étaient approprié et qui faisait partie de leur histoire. Récemment, à l'occasion des trente ans d'une association du quartier, dont les locaux devraient changer de lieu en raison d'un programme de destruction annoncé par la municipalité, un petit garçon de six ans m'interpelle sans qu'on se connaisse : « *[l'association] ils vont aller où ? Et l'immeuble, il va disparaître ?* » Son inquiétude est palpable et cette disparition architecturale et associative est un vide qui suscite l'angoisse.

L'amélioration du cadre de vie des résidents est visée, mais c'est aussi une logique de désenclavement et de mixité sociale qui est voulue par l'ANRU.

En 2004, l'emploi, le logement et l'égalité des chances sont les 3 axes du Plan de Cohésion Sociale. Le Programme de Réussite Éducative et les Maisons de l'Emploi sont créés.

À l'automne 2005, c'est une nouvelle fois le phénomène des « violences urbaines » à la suite de la mort de deux adolescents à Clichy-sous-Bois qui mettent un projecteur sur les quartiers français qui s'embrasent. Cette nouvelle fracture sociale oblige les pouvoirs publics à réinventer les cadres d'intervention de la politique de la ville. La loi pour l'égalité des chances est votée, et permettra la création notamment de l'ACSé (agence nationale pour la cohésion sociale et l'égalité des chances).

On retrouve en 2007, dans les nouveaux Contrats urbains de Cohésion sociale (CUCS) qui remplacent les contrats de ville, les thématiques déjà abordées depuis quelques décennies lorsqu'il s'agit de penser l'action de la politique de la ville : l'accès à l'emploi et au développement économique, l'amélioration du cadre de vie, la réussite éducative, et enfin la citoyenneté et la prévention de la délinquance ainsi que la santé.

Les récentes émeutes mentionnées *supra*, encourageront les décideurs politiques à faire des questions d'intégration, de lutte contre les discriminations et d'égalité des chances une priorité et les rendre transversales à toutes les thématiques précédemment citées.

En 2014, le Contrat de ville fait son retour. La loi Lamy du 21 février 2014, du nom du ministre délégué de la Ville, François Lamy, porte sur la programmation pour la ville et la cohésion urbaine. Il s'agit de réformer le cadre de la politique de la ville dans une logique de concentration des moyens vers les territoires les plus en difficulté. Désormais, c'est le revenu par habitant qui devient le critère unique pour identifier les quartiers prioritaires (ministère de la Cohésion des territoires et des relations avec les collectivités, 2019).

La politique de la ville ne s'adresse pas à l'ensemble du territoire urbain contrairement à l'intitulé qui la qualifie. Ce sont bien les quartiers déshérités qui sont visés. Cette logique de compensation révèle un biais que le rapport de l'ORIV (2012) pointe par un « risque de renforcer la stigmatisation de ces territoires ». La vive réaction du détenu qui s'est senti offensé lorsque j'avais envisagé la cité sous l'angle du territoire a certainement à voir avec ce sentiment de stigmatisation. Cette politique se veut centrée sur la suppression des décalages territoriaux plus que sur la population y vivant. Du point de vue d'une approche en sciences humaines et sociales anglo-saxonnes, c'est « une politique plus "*place*" que "*people*" » (Artigalas & al., 2022).

D'autres plans et réorganisations territoriales ont ponctué ces quinze dernières années. Parmi eux, le Plan Banlieue sous le gouvernement Sarkozy qualifié de plan Marshall des banlieues, censé résorber tous les maux des lieux de relégation sociale que sont les quartiers Prioritaires de la ville. Plus récemment, le rapport Borloo intitulé « Vivre ensemble, vivre en grand pour une réconciliation nationale » commandé par l'actuel président, qui, s'il a bénéficié d'une couverture médiatique exceptionnelle, ne semble pas avoir été totalement intégré aux politiques publiques même si certaines mesures prises depuis y font référence.

Il est à noter que le premier gouvernement d'Élisabeth Borne n'avait pas octroyé de portefeuille ministériel dédié à la ville et au logement. Devant cette étrangeté ayant inquiété élus locaux et acteurs de terrain, l'exécutif a rectifié le tir dans le deuxième gouvernement Borne, en nommant Olivier Klein, maire de Clichy-sous-Bois ministre délégué à la ville et au logement. Ancien président de l'agence de rénovation urbaine, enseignant et ayant aussi occupé le poste de principal adjoint de collège en Seine–Saint-Denis, cet homme de terrain en proximité de cette « jeunesse en mal d'avenir », impulsera-t-il une nouvelle dynamique dans la politique de ville ? [1] Le profil de ce nouveau ministre correspond, somme toute, au *casting* de la politique de ville, dont les grands changements ont souvent été à l'initiative de personnalités issues de la gauche, exception faite à Jean Louis Borloo[2].

Mise en œuvre dans un contexte d'urgence, pour résoudre des problèmes sociétaux heurtant l'imaginaire de la population quant à la réalité de ces poches de pauvreté urbaine où vivraient des individus dangereux, la politique de la ville a été envisagée comme un dispositif ponctuel, de transition, qui dure depuis plus de quarante ans, sans totalement parvenir à endiguer les problèmes qui impactent ces quartiers. Pour autant, il serait acerbe de limiter cette politique à ses échecs. Le récent rapport d'information présenté au Sénat par la commission des affaires économiques, déjà mentionné *supra*, reconnaît aux quartiers populaires une « fonction de sas » social, mais il pointe la faiblesse du droit commun sur ces territoires. Il incite le gouvernement et les acteurs de cette politique à en « adopter une vision dynamique », s'inscrivant dans une approche « *communautarienne* » [3] s'appuyant sur une démocratie participative réelle[4] et le tissu associatif.

---

[1] *Remaniement : Olivier Klein, de Clichy-sous-Bois au ministère du Logement* — Libération, lundi 4 juillet 2022 — Source Europresse.

[2] Martial Foucault. L'invité(e) des Matins d'été, France Culture, mardi 5 juillet 2020. *Remaniement : une équation à plusieurs inconnus.*

[3] M. Renaud EPSTEIN, entendu le mercredi 13 avril 2022, pour le rapport parlementaire d'information *La politique de la ville, un tremplin pour les habitants.*

[4] Loïc Blondiaux pose les préalables et les enjeux de la mise en œuvre d'une démocratie participative efficiente et effective. *La démocratie participative : une réalité mouvante et un mouvement résistible*, vu sur www.vie-publique.fr - Parole d'expert – publié le 26 mars 2021.

Le droit commun de l'emploi

Comme nous venons de le voir, le rôle de la politique de la ville est très prégnant dans l'accompagnement de la jeunesse des quartiers populaires vers l'insertion professionnelle. Pour autant, cette politique publique dépend en premier lieu du ministère du Travail, de l'Emploi et de l'Insertion qu'il convient aussi d'étudier.

Sur cette question de l'emploi, les deux ministères semblent avancer de concert. Ce que nous confirme l'IGAS :

> L'insertion professionnelle des jeunes des quartiers de la politique de la ville relève de la double responsabilité de l'État au titre des politiques de l'emploi et de la ville. Ce champ d'action recouvre un large éventail de politiques connexes, conduites par l'État ou décentralisées, auquel participent de nombreux acteurs (Inspection générale des affaires sociales, 2010, p3).

Dans cette logique de cohésion des acteurs, on comprend que la situation spécifique des habitants des QPV nécessite une adaptation de l'État concernant sa politique d'emploi. En 2016, une convention d'objectifs 2016-2020 sera signée entre le ministère chargé de l'Emploi, Pôle emploi, le réseau des missions locales et le ministère chargé de la Ville. Trois axes principaux s'en dégagent dont celui de mobiliser les politiques de l'emploi en faveur des habitants des quartiers et spécifiquement les jeunes[1].

Les deux acteurs qui incarnent et mettent en œuvre le niveau opératoire de cette action publique sont donc les Missions locales et le Pôle Emploi.

- *Pôle emploi*

L'Insee nous donne la définition suivante de l'institution créée en 2008 : « Pôle emploi est un opérateur du service public de l'emploi. [...] Il a pour mission d'accompagner tous les demandeurs d'emploi dans leur recherche jusqu'au placement, assurer le versement des allocations aux

[1] Vu sur Vie publique.fr.

demandeurs indemnisés, aider les entreprises dans leurs recrutements et recouvrer les cotisations » (Insee, 2019).

Concernant la jeunesse, le plan « 1 jeune 1 solution », lancé le 23 juillet 2020, doit permettre à chaque jeune de trouver une solution :

> Il mobilise un ensemble de leviers : aides à l'embauche, formations, accompagnements, aides financières aux jeunes en difficulté, etc. afin de répondre à toutes les situations. L'objectif est de ne laisser personne sur le bord de la route[1].

Ce plan s'inscrit dans le champ de la politique de l'emploi, mais est aussi à la croisée d'un plus large spectre de politiques (enseignement, formation...).

Cette institution, dont les plus anciens ont connu l'ancêtre ANPE, devrait connaître un nouveau baptême et renaître sous l'identité de « France Travail » pour pallier les carences de coordination des acteurs accompagnant les personnes sans emploi[2]. S'agirait-il aussi que la France travaille (vraiment ?), à l'image de la proposition du candidat Macron, réélu pour un second quinquennat, qui souhaite que toute personne bénéficiant du RSA soit dans l'obligation d'effectuer 15 à 20 heures d'activité professionnelle par semaine. Le chef de l'État a d'ailleurs réitéré son intention de réformer l'assurance chômage, s'engageant sur un texte de loi dès l'été 2022, qui devrait durcir le système d'indemnisation[3]. S'inscrire à Pôle Emploi, c'est souvent l'une des premières démarches que l'on demande aux jeunes souhaitant trouver un travail. L'ère numérique permet de faire cette démarche depuis son smartphone, mais la possession de ce précieux[4] ne garantit pas l'autonomie des jeunes de la rue dans ce type de démarche.

---

[1] Site du ministère du Travail, de l'Emploi, et de l'Insertion, consulté le 10 janvier 2021.

[2] *Transformer Pôle emploi en « France travail » : les options de Macron* —Les Échos, 22 mars 2022 — source Europresse.

[3] *Le chef de l'État déterminé à maintenir un cap libéral sur l'agenda social* – Le Monde, 16 juillet 2022 — source Europresse.

[4] Soprano —*Mon précieux* — Album *L'Everest*, 2016.

À présent, intéressons-nous à l'autre service public en direction des jeunes les plus en difficulté en termes d'insertion professionnelle, à savoir la mission locale.

- *Les Missions locales*

Les missions locales sont des offres de service à destination des jeunes de seize à vingt-cinq ans qui doivent permettre de surmonter les difficultés qui font obstacle à leur insertion professionnelle et sociale. Les missions locales « contribuent à l'élaboration et à la mise en œuvre, dans leur zone de compétence, d'une politique locale concertée d'insertion professionnelle et sociale des jeunes, en mobilisant les compétences de l'ensemble des partenaires publics et privés, dont les entreprises » (Site de l'Union nationale des missions locales[1]).

Un de ces dispositifs phares est celui de la Garantie Jeunes (inscrit dans le Code du travail, décret n° 2016-1855 du 23 décembre 2016) qui a pour but de favoriser l'insertion dans l'emploi et se caractérise par un accompagnement intensif et d'une aide financière. Cet accompagnement s'adresse aux jeunes de 16 à 25 ans, en situation de précarité qui ne sont ni en emploi, ni en formation, ni en étude (NEET[2]). En 2018, 23 % des jeunes bénéficiant de la Garantie Jeunes résidaient dans les QPV[3]. Issue d'une préoccupation forte de l'Europe qui souhaite aider les jeunes en situation de vulnérabilité économique, la garantie jeune retient l'idée du *work first* consistant à mettre les personnes en situation de travail prioritairement et de faire le pari que cette dynamique pourra atténuer les freins périphériques à l'emploi. Cette offre a été développée dans le cadre du Fond social européen. Elle répond à une logique inverse de celle qui considérait jusqu'à présent que les jeunes les moins

[1] Https://www.unml.info/les-missions-locales/presentation-du-reseau.html.
[2] Not in Education, Employment or Training.
[3] www.missions-locales.org - La Garantie Jeunes Observatoire sur 4 années de dispositif - Missions locales Auvergne-Rhône-Alpes.

armés pour s'insérer professionnellement devaient acquérir un « bagage d'employabilité ».

Le modèle français de la Garantie Jeunes est attentif à prendre en considération un critère de vulnérabilité, celui des « Neets vulnérables ». Cette classification nouvelle, attentive à la jeunesse la plus désœuvrée, a fait l'objet d'étude en pointant certaines limites (Couronné & Sarfati, 2018). En effet, en cataloguant des jeunes dans les « sans-emploi, sans formations, sans expériences », le risque est grand de les réduire à leurs seules carences et d'ignorer des compétences, expériences ou savoir-faire, qu'eux-mêmes ne sont pas capables d'exprimer et dont ils n'ont pas conscience, mais qui souvent existent. Ainsi, parmi ces Neets vulnérables, beaucoup ont déjà fait des petits boulots, des stages, sans parler d'expérience plus « alternative » comme le *deal* qui mobilise peut-être, par certains aspects, des aptitudes. Certes, il est difficile pour les institutions d'accompagnement de retour à l'emploi de reconnaître la fiche de poste du *dealer* tant l'illégalité qui caractérise cette activité incite le conseiller, s'il se réfère à la loi, à ne pas voir ce qui ne doit pas exister. On retrouve dans une moindre mesure cette même cécité lorsqu'il s'agit de considérer à leur juste valeur toute expérience de job qui ne serait pas légale. Le travail au noir[1], comme son nom l'indique n'est pas déclaré donc ne bénéficie pas de reconnaissance et donc pourra plus difficilement figurer sur un *curriculum vitae* faute de référence (nom d'entreprise, durée...). Pour le *deal*, qui s'inscrit dans le registre de la délinquance et de la nuisance sociétale, le refus de percevoir certains savoir-faire des opérateurs qui l'exercent s'avère dogmatique. Les jeunes d'ailleurs ont intégré cette dimension et n'exposent pas, pour des raisons évidentes, cette réalité de leur parcours. Il ne s'agit pas de banaliser cette activité illicite, dangereuse, mais de saisir une

[1] « Cette expression nous vient du Moyen Âge où il était réglementaire à cette époque de ne travailler que pendant les heures enluminées de la journée, le travail de nuit étant interdit. Cependant, certains maîtres ou patrons n'hésitaient pas à faire travailler leurs gens la nuit afin d'accroître le rendement et ainsi leur chiffre d'affaires, ce qui était formellement interdit » (www.expressions-francaises.fr).

autre intelligibilité chez les jeunes qui l'investissent. Je tenterai de développer cet aspect ultérieurement.

Il est à noter que depuis le 1er mars 2022, un nouveau dispositif à destination de la jeunesse est entré en vigueur. Il s'agit du contrat d'engagement jeune (CEJ) remplaçant la Garantie jeune présentée *supra*, qui vise à un accompagnement intensif et individualisé. La notion de contrat et d'engagement souligne la volonté de contrôler l'assiduité des bénéficiaires, le panel des sanctions étant plus lourd si l'implication de ces derniers est jugée insuffisante. Contrairement à la GJ exclusivement attribuée par les Missions locales, d'autres organismes et notamment Pôle Emploi sont jugés compétents pour assurer la mission d'accompagnement des jeunes relevant de ce nouveau dispositif[1]. Je n'ai pas assez de recul avec cette nouvelle offre d'accompagnement et à ma connaissance aucun jeune suivi par le service où je travaille ne bénéficiait encore de ce nouveau contrat, au moment de l'écriture de ce livre.

En plus de ces deux acteurs, des actions sont déployées pour soutenir l'insertion professionnelle de la jeunesse des quartiers. Un accent est mis sur l'apprentissage qui concerne actuellement, d'un point de vue statistique, deux fois moins de jeunes des QPV que l'ensemble des jeunes en France. Un objectif de 35 000 jeunes des QPV accédant à l'emploi par le biais de l'alternance est voulu par le gouvernement.

Toujours dans une volonté d'adaptation au public résidant en QPV, des institutions originales et proposant des formes nouvelles d'apprentissage et d'accompagnement social et éducatif ont été créées. Les Écoles de la 2e chance, l'Épide (l'Établissement pour l'insertion dans l'emploi) et le parrainage bénévole de professionnels sont désignés comme « tremplins vers l'emploi et la formation qualifiante »[2].

Nous pourrions aussi faire référence à d'autres dispositifs, tels que les clauses d'insertion professionnelle incitant

---

[1] *Le contrat d'engagement jeune*. Vendredi 18 mars 2022 — Actualités sociales Hebdomadaires, no. 3251 — source Europresse.
[2] Site Https://www.cohesion-territoires.gouv.fr/emploi-et-developpement-economique-au-benefice-des-habitants-des-quartiers. Consulté le 20 janvier 2021.

les entreprises à recruter davantage dans les quartiers de la politique de la ville ou le Pic (plan d'investissement dans les compétences) dont l'objectif est de former un million de jeunes peu ou pas qualifiés, cela ne balayerait pas de façon exhaustive le panel d'actions. Mais ce livre n'a pas la prétention d'étudier pleinement la politique de l'emploi à destination de la jeunesse des QPV.

On peut néanmoins souligner qu'à côté de ces deux institutions, plates-formes d'orientation chargées d'accompagner l'accès vers l'emploi, d'autres acteurs et expériences sont à l'œuvre pour tenter d'aider la jeunesse.

- *D'autres opérateurs engagés dans l'accès vers l'emploi*

L'insertion par l'activité économique (IAE) portée par le ministère du Travail, de l'Emploi et de l'Insertion permet « aux personnes les plus éloignées de l'emploi, en raison de difficultés sociales et professionnelles particulières (âge, état de santé, précarité) de bénéficier d'un accompagnement renforcé qui doit faciliter leur insertion professionnelle. » (Site du ministère du Travail, de l'Emploi et de l'Insertion, mars 2021). Ainsi les associations intermédiaires (AI), les ateliers et chantiers d'insertion (ACI), les entreprises de travail de temporaires d'insertion (ETTI), les entreprises d'insertion (EI) sont autant de structures devant faciliter l'accès à l'emploi pour les publics les plus fragilisés dont les jeunes des QPV. Sur la ville de Toulouse, la prévention spécialisée a initié un partenariat avec ce secteur. Je citerai, parmi d'autres, l'expérience avec l'atelier d'insertion (ACI) de l'association Les CyclesRe à laquelle j'ai le plaisir de contribuer. Cette structure s'inscrivant dans l'économie circulaire propose de donner une seconde vie à des vélos destinés au rebut. Un parcours spécifique destiné aux jeunes les plus éloignés de l'emploi a été créé pour leur permettre de découvrir le monde de l'emploi sur un temps court. Un nouveau départ, une porte de sortie, sont ainsi offerts aux jeunes pour penser leur avenir et envisager une trajectoire d'insertion socioprofessionnelle.

Au niveau local, sur le quartier enquêté, la DAT [1] a impulsé et coordonné des rendez-vous de l'emploi et de l'insertion. Ils ont été créés dans la perspective d'aller vers les bénéficiaires hors les murs. Conscients que bon nombre de jeunes n'avaient pas la capacité de pousser la porte des institutions, cette expérience a été envisagée *in situ*, dans l'espace public du quartier pour faciliter la mise en relation du public le plus éloigné du travail avec les acteurs de l'insertion et de l'emploi. Les éducateurs du club de prévention ont, par leur savoir-faire, joué le rôle de facilitateurs en allant « flyer » auprès des jeunes pour encourager ces derniers à tenter cette rencontre avec le monde de l'emploi à cette occasion. Si certains d'entre eux ont parfois saisi cette opportunité, pour beaucoup, et notamment les jeunes impliqués dans le trafic, cette facilité proposée par les institutions est encore trop éloignée de leur velléité. Et puis, on ne lâche pas sa place dans le *deal* comme ça, guetteurs et revendeurs sont soumis à certaines obligations de présence qu'il ne s'agit pas de prendre à la légère. Ce rappel à l'ordre scandé depuis un véhicule nous donne la tonalité des rapports hiérarchiques auxquels peuvent être soumis les jeunes en activité :

« Et tu fais quoi le khel[2] ! Il est parti à l'autre bloc [le client] !? » furent les mots de « recadrage » vertement envoyés par un « supérieur » à Enzo, guetteur, trop peu attentif à son rôle d'accueil de la clientèle.

Ce panorama non exhaustif montre bien que la jeunesse des QPV est une préoccupation forte des politiques publiques, mais ce que l'on qualifie de politique de rattrapage ne parvient pas à atténuer cet écart entre la jeunesse de notre pays et celle des QPV français :

> Si les jeunes de ZUS bénéficient d'un suivi plus intensif, ils accèdent moins souvent à l'emploi que les jeunes ne

[1] Direction de l'action territoriale (en charge de piloter le Contrat de Ville), Mairie de Toulouse.
[2] *Khel* de l'arabe *khal*, mot arabe utilisé pour désigner la couleur noire ou une personne à la peau noire. Peut dans certaine circonstance avoir une connotation raciste.

résidant pas en ZUS : 23 % des jeunes de ZUS reçus pour la première fois en entretien individuel en 2007 ont accédé à au moins un emploi dans les six mois, contre 29 % des autres jeunes (DARES, 2009).

Cette observation semble d'autant plus présente chez les jeunes hommes. Ainsi, le bulletin de recherche du Céreq[1] indiquait en 2013 que « Les jeunes issus des zones urbaines sensibles (ZUS) connaissent depuis dix ans des difficultés d'insertion croissantes. La dégradation a particulièrement affecté les hommes. Au-delà d'origines sociales défavorisées et de faibles niveaux de formation, ils semblent plus qu'hier pâtir de "l'effet quartier" » (CÉREQ Bref, 2013).

Cet effet « quartier » est à nouveau pointé dans la poursuite d'étude et d'accès à l'emploi des jeunes des QPV par l'institut, qui montre que dès les premières années de leur scolarité, mais aussi dès leur insertion professionnelle, les difficultés sont notables par rapport à l'ensemble de la jeunesse.

L'entrée sur le marché du travail s'en trouve altérée. Souvent restreints à des études plus courtes et moins porteuses en termes de débouchés, les jeunes bacheliers des QPV font face à une insertion professionnelle plus difficile (CÉREQ Bref, 2020).

On assiste donc à un écart qui semble constant entre la volonté réelle des gouvernements successifs d'insérer cette jeunesse et une réalité de terrain des QPV qui donne à voir de jeunes gens à la marge des dispositifs spécifiques et dont certains s'engagent dans l'exercice d'une activité illicite.

Concernant la jeunesse :

> Depuis plus de trente ans, face au constat de chômage des jeunes élevé et persistant, les mesures de politique de l'emploi se sont succédé pour favoriser l'insertion des jeunes dans l'emploi. [...] réduire le coût du travail pour les employeurs pour compenser le déficit d'expérience professionnelle des jeunes, accroître leur qualification pour améliorer leurs chances d'accès à l'emploi (Aeberhardt & al. 2011).

[1] Centre d'études et de recherches sur les qualifications.

Cette problématique de l'accès au travail de la jeunesse est donc ancienne. On peut s'interroger sur le lien entre cette difficulté pour les jeunes des QPV à accéder à un travail et l'enrôlement de certains dans le trafic de stupéfiants. Une hypothèse consisterait à dire que la mise au ban [1] de la jeunesse la moins éduquée, et la plus précaire, favorise une entrée dans le *deal*. Si cette corrélation est montrée par différents travaux (Sauvadet [2006], Mohammed [2014]), le cliché du *dealer* gagnant des sommes colossales et ayant un train de vie très confortable constitue une représentation qu'il s'agit de déconstruire (Sarahoui-Chapuis, 2014).

Le gain facile semble présenter un attrait pour les jeunes se destinant à évoluer dans le milieu du trafic, cependant le bénéfice immédiat et conséquent est à relativiser. Mais plus que la motivation d'entrée dans ce « métier », c'est la perception qu'ont les jeunes de leur activité qui nous intéresse.

---

[1] L'étymologie du mot banlieue provient de ban et lieue, lieue du ban, c'est-à-dire distance à laquelle s'étendait le ban seigneurial. Vu sur le site https://www.littre.org/definition/banlieue.

CHAPITRE II

L'économie du *deal* dans le quartier

La région toulousaine comme d'autres grandes agglomérations connaît sur son territoire et notamment sur ses quartiers populaires la présence de trafics de stupéfiants. Depuis les années 1990, cette activité s'est renforcée même si la drogue semble occuper une place particulière dès le courant des années 80. Selon un habitant, collégien en 1976, la dégradation du contexte social coïncide selon lui avec l'arrivée de l'héroïne sur la ville rose en 1985/1986 et l'implication de jeunes de la cité dans la revente de ce toxique lucratif. Le produit était acheminé depuis Paris et discrètement vendu sur le quartier. Un autre homme de 48 ans au parcours de polytoxicomane me raconte qu'il a lui-même eu accès à beaucoup de produits sur le quartier à cette même période. Il a essayé de l'ecstasy[1] tout seul dans sa cuisine et vu les toxicos dans les cages d'escalier de la cité.

Comme je l'ai précisé, le quartier de l'enquête est considéré comme un des grands quartiers très pauvres et précaires d'Occitanie (INSEE, 2018). Ce contexte de précarisation et de marginalisation favorise l'économie illégale dont la vente de toxiques illicites est une des activités les plus visibles, pour qui se promène sur ce territoire à proximité de nombreux immeubles (Duprez & Kokoreff, 2000). Dans ces lieux, le trafic « fonctionne comme une économie de substitution » (Mucchielli, 2014).

Une offre de marchandises variée

Comme annoncé en introduction, l'encart suivant et ceux qui suivront sont issus de l'observation de terrain. Ils doivent permettre d'illustrer le contexte de ma recherche. Ils

[1] Drogue de synthèse aussi appelée MDMA (3,4 — méthylènedioxy-méthamphétamine). www.ofdt.fr. Consulté le 12 février 2021. Cette substance de structure proche de l'amphétamine et de la mescaline, est utilisée comme stupéfiant en raison de ses effets euphorisants et psychostimulants. www.larousse.fr. Consulté le 12 février 2021.

seront aussi utilisés ultérieurement pour faire le lien entre les courants théoriques que j'investirai et le terrain de recherche.

Roca, revendeur, rencontré dans un hall : « Ici y a tout ! même du crack ». À cette réaction d'étonnement de ma part « du crack ? » Roca rectifiera : « non, pas du crack ». Roca toujours : « Chacun a son business, sa marchandise. Chez le boulanger parfois tu prends une baguette, une flûte, c'est pareil, ils essaient (les clients). »

En 2016, le rapport Trend Toulouse décrit :

> [...] grande disponibilité et accessibilité au cannabis et à la cocaïne dans ces quartiers. [...] Ces réseaux criminels sont au centre de la disponibilité de cannabis pour la ville de Toulouse. À la fois lieux de revente au détail, mais aussi à des semi-grossistes, [c] es quartiers [...] alimentent le marché toulousain de manière stable, continue et dégagent des bénéfices colossaux (GFR) (Sudérie, 2016).

La cocaïne, produit star, tant son nom peut-être régulièrement inscrit sur la faïence des coursives, communément appelée la « machine » vendue de façon exclusive sur certaines barres, est proposée en petites quantités facilitant l'accès à ce produit même pour les plus précaires. Ainsi, les clients peuvent acheter des doses à vingt ou même dix euros correspondant au demi-gramme, voire à de plus petites doses. L'addiction au produit en fait une marchandise rentable et fidélise la clientèle.

« La coke c'est plus rentable, le client il faut qu'il revienne tous les jours, le shit si il est occupé, il oublie, on le revoit pas à chaque fois » Yan, 22 ans

Pour autant, cannabis et cocaïne ne seraient pas les seules drogues circulant dans les mains des jeunes *dealers*. Mais peu d'éléments de mon enquête me permettent de vérifier ce plus large choix de produits proposés.

Selon le rapport Trend toujours, l'héroïne a vu son trafic réorganisé à Toulouse depuis quelques années. Ce produit est aussi devenu accessible dans le quartier de l'enquête et en périphérie des points de vente. On peut aisément identifier des lieux de shoot, jonchés de seringues et préservatifs utilisés comme garrots (le parc de la cité est l'un de ces endroits). Les consommateurs souvent très fragilisés socialement peuvent même investir les toilettes d'établissements publics du quartier pour assouvir rapidement leur addiction. Sa revente est plus discrète et les informations concernant ce produit sur le terrain sont plus floues, aucun jeune rencontré ne sachant ou ne voulant nous expliquer si le produit est en vente sur le quartier.

Enfin, les drogues de synthèse, type MDMA, aussi appelée ecstasy, appartenant à la famille des amphétamines, feraient partie du catalogue de certains revendeurs sans que je puisse confirmer pleinement cette pratique.

Répondant à une demande de polyconsommateurs, les mêmes revendeurs, appelés « keraveurs » peuvent proposer différents produits. Néanmoins, les observations de terrain font essentiellement apparaître la résine de cannabis, la marijuana et la cocaïne comme les principales drogues distribuées.

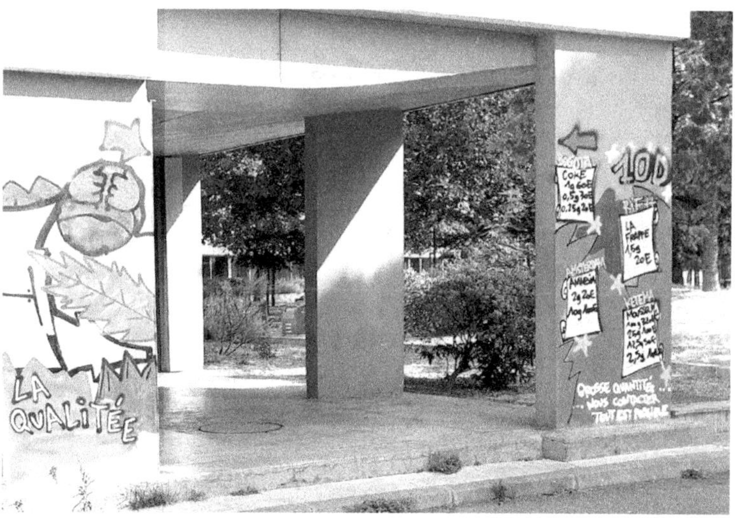
LA QUALITÉE
COKE
1g 60E
LA FRAPPE
1,5g
20E
2g 20E
GROSSE QUANTITÉ...
... VOUS CONTACTER

Figure 2 : Graff de signalétique pour orienter la clientèle.

Seul le crack semblerait absent sur le quartier et plus largement sur la ville rose. Nécessitant un « labo » pour être basée, la cocaïne est vendue directement, mais elle est aussi achetée par de nombreux toxicomanes pour être modifiée en « free base ». Il s'agit de la préparation artisanale de la poudre de cocaïne pour la transformer en caillou de cocaïne basée. Dans ce cas, l'usage de la cocaïne ne se fait pas par voie nasale, le plus répandu, mais par voie fumée comme pour le crack (Guide de prévention, octobre 2013)[1]. Comme pour l'héroïne, les toxicomanes peuvent utiliser des lieux de la cité, notamment les parkings sous-terrain.

La proximité de la frontière avec l'Espagne favorise une importation régulière du cannabis via les « Go fast », convois routiers permettant l'acheminement de la drogue par les trafiquants. Le cannabis, dont le Maroc est un des gros producteurs, transite par la péninsule ibérique, sorte de « hub commercial » (Pierrat, 2014) pour être redistribué dans l'Europe du Sud. Toulouse est l'une des grandes métropoles à proximité. La crise sanitaire, qui a entraîné un premier confinement strict en France et dans les pays frontaliers, aurait eu un impact direct notamment sur le prix du cannabis[2] :

« Mais pour la plus-value du shit il a pris en quelques années c'est incroyable. Et cette plus-value il a pris à partir du premier confinement. Tu vois au premier confinement en fait y'a eu les frontières de fermées et tout. Ça veut dire le mec qui ramenait, ramenait du shit d'Espagne. Parce qu'en général ça vient d'Espagne, tu vois, celui qui ramenait du shit il se faisait les couilles en or si je peux me permettre. Franchement y'avait des sous à gogo. Il y avait moins de marchandise qui arrivait du coup celui qui arrivait à passer. Celui qui arrivait à passer il prenait plus de risque, t'avais les frontières qui étaient fermées donc il passait par des chemins, je te dis

---

[1]https://www.drogues.gouv.fr/sites/drogues.gouv.fr/files/atoms/files/131022_05papguidecrack.pdf.

[2] *Drogues : le confinement a tout changé* —La Dépêche du Midi, lundi 15 février 2021 — Source Europresse.

même pas, donc montagneuses, donc c'était la jungle quoi pour passer. Celui qui ramenait, ses prix ils triplaient ! ça veut dire aujourd'hui, t'as les prix de shit ils ont gravé des échelons. [...] C'est devenu trop cher. Moi, c'est mon point de vue. Depuis le confinement il y a eu une hausse des prix par rapport à la drogue. Moi ça me choque, maintenant 1 kilo de shit tu peux l'avoir à 11 000 euros. Oh tranquille, alors qu'à une certaine époque, 3000, 4000 euros, 4 500 euros à tout casser t'avais un kilo de bon shit. Là c'est fini tout ça. » Edgard. 27 ans

L'OFDT[1] confirme les observations d'Edgard :

> Dans la région toulousaine, où la disponibilité du haschisch est plus faible depuis le confinement, les prix de détail auraient fortement augmenté. Dans une majorité de quartiers de l'agglomération de Toulouse, il en va de même : *« des prix qui ont grimpé du genre 900 € la plaquette de 100 g pour de la résine »* (Gérome & al., 2020).

Concernant la cocaïne, l'importation est faite depuis la Guyane. Dans le rapport Trend (Sudérie, 2016) un représentant de la loi considère que la ville rose est un lieu majeur pour l'arrivée des mules[2] :

> Elles passent forcément par OrlyRoissy mais alors leurs chiffres étaient un peu curieux, ils expliquaient que pour l'année 2018, il y avait eu 18 mules interpellées pour Toulouse. Ça me paraît faible [...]. Je pense qu'on est au-dessus de ça mais en tout cas, à considérer que leurs chiffres sont exacts, les autres villes de province sont à 15, 14, 12, 16. Toulouse, c'est la ville n° 1 pour l'arrivée de la cocaïne guyanaise, enfin en tout cas, la cocaïne via la Guyane.

À présent, tentons de dresser un panorama de cette activité sur les quartiers, en nous intéressant, en premier lieu, à ceux qui l'exercent.

---

[1] Observatoire français des drogues et des toxicomanies.
[2] Personne transportant de la drogue dans son ventre.

Les petites mains du trafic

Le marché des drogues nécessite majoritairement d'appartenir à une organisation pour exister. Véritables petits ouvriers de l'existence du trafic qui s'affiche impunément dans la cité, les guetteurs et les revendeurs constituent le premier niveau de la pyramide du *deal*. Les autres acteurs plus élevés de cette organisation sont invisibles, ils sont évoqués à demi-mot parfois au détour d'une discussion, mais leur discrétion ne permet pas de les identifier. Certains jeunes semblent enrôler la mission de gérant de proximité, en surveillant le commerce sur une barre d'immeuble et le travail des guetteurs, mais il est difficile de comprendre s'il s'agit d'un poste à part entière ou d'un statut qu'un jeune, plus bavard que d'autres, aimerait se donner.

L'attrait de l'argent facile semble faire consensus chez les jeunes rencontrés, comme pour Sohan, 18 ans, rencontré en pleine gestion de la clientèle : *« Je ne vais pas au lycée, je suis ici, c'est bien, je suis payé »*.

Pour autant cet argent facile, fait-il des premiers maillons du trafic des personnes aisées ? Vincent Benso envisage prudemment la question :

> [...] les études convergent : une fois corrigés de tous les coûts cachés et manques à gagner propres à une activité non déclarée dans un secteur illicite, le niveau de rémunération de la plupart des acteurs du trafic est équivalent, voire inférieur au SMIC [...] (Benso, 2018).

Si l'on se réfère au rapport final pour la Mission interministérielle de Lutte contre les Drogues et les Conduites Addictives (2016), les estimations basées sur l'année 2010 estiment à « un millier d'individus "tête de réseau" de vente de cannabis en France et plus de 130 000 individus détaillants et vendeurs de rue. 10 000 personnes composeraient le premier échelon du réseau et plus de 90 000 le second échelon ».

Les jeunes rencontrés dans mon enquête font certainement partie des 130 000 individus qui selon l'économiste Ben Lakhdar (2007) génèrent un chiffre d'affaires moyen annuel de 7000 euros par personne. Si des salaires mensuels conséquents peuvent concerner ces ouvriers de la première ligne du trafic (voir le verbatim infra), la régularité et la durée sur le moyen terme du rendement sont certainement très aléatoires et incertaines. Un gain relativement modeste en moyenne à côté des 400 000 euros que dégagerait la tête du réseau toujours selon la même étude, qui *a contrario*, a recours à une mécanique financière plus pérenne (blanchiment, investissement financier...).

À la question de l'utilisation de l'argent gagné par les guetteurs et revendeurs, le financement de la consommation personnelle, d'une aide matérielle pour les parents (la mère étant spontanément citée ; aider pour payer les courses), et de l'argent de poche pour s'habiller sont les motivations souvent avancées. Les séjours de vacances en Catalogne espagnole permettant de profiter des plaisirs du littoral et de l'accès à des coffee shop offrant du cannabis de qualité, font aussi partie des avantages que l'argent du trafic procure.

Mylon, 18 ans, nous explique : « moi je suis le plus mal payé, 60 euros par jour. La police m'a déjà arrêté et proposé de bosser pour elle, en me disant qu'ils me payeraient mieux que le deal. Moi je suis simple guetteur, touche pas au produit (cocaïne). Touche pas au proto[1] *».*

Il n'empêche, on peut aisément comprendre que ces liquidités rapidement acquises, sans trop d'efforts, peuvent faire tourner la tête aux plus jeunes, vivant encore chez leurs parents et éloignés du couperet symbolique de la majorité qui nécessitera d'opter pour des choix de vie plus raisonnables. « Je ne pense pas à demain, parce que demain c'est loin » (Akhenaton, Mussard, 1997).

« Franchement, un keraveur s'il fait TP[2] *et tout il prend 200 euros la journée. S'il fait TP il commence à*

[1] Proto désigne le protoxyde d'azote, aussi appelé gaz hilarant, utilisé pour son effet euphorisant et dissociatif lors de l'inhalation. Certains jeunes le consomment de manière « récréative » en soirée. Il n'est pas vendu, mais peut faire partie des agréments du dealer.

[2] TP : Temps plein.

10 h, il finit à minuit, sept jours sur sept, il prend 200 euros la journée, ça monte vite, la semaine ça fait 1 400, ça monte trop vite, 2 800 euros les 2 semaines, ça monte jusqu'à 5 000 €. – [Moi : Mais tu peux faire ça longtemps ?] – Oui si t'as de bons choufs qui te couvrent bien, si t'as de bons endroits où te cacher. Parce que les flics ils viennent avec les chiens et si le chien y renifle un appart, il se peut que l'appart ce soit la nourrice. Maintenant t'as des personnes elles posent ailleurs, en dehors du quartier. Mais après y'a encore plus de risque parce que tu te déplaces avec la marchandise, il suffit que tu tombes sur un contrôle de routine ou des gendarmes qui font un barrage. Toi, tête basanée, t'es baisée ! »
Edgar, 27 ans

La tranche d'âge des jeunes, occupant ces postes, oscille entre quinze et vingt-deux ans et si des « réguliers » occupent un terrain[1] pendant de longs mois, il n'est pas rare que les têtes changent. Dans ce cas, il est nécessaire de se représenter et rassurer les interlocuteurs dont la méfiance est certainement une qualité requise pour exercer cette activité de surveillance. Si certains de ces jeunes ne sont plus en prise avec un projet de vie légal (école, formation, intérim), d'autres mènent leur activité en parallèle de leur scolarité ou d'une formation. Pour autant, l'activité régulière du *deal* rend difficile toute assiduité à d'autres engagements et si les jeunes évoquent, qui la mission locale, qui le lycée, cette réalité semble bien fragile en termes de perspective d'insertion sociale.

Beaucoup ont eu affaire à la justice et les mineurs font fréquemment l'objet de mesures éducatives dans le cadre de la PJJ[2].

Comme j'ai pu l'énoncer, leur omniprésence est frappante et les habitants côtoient cette jeunesse, qu'ils en acceptent ou non la légitimité. Certains résidents feignent l'ignorance, par crainte, par mépris ou par agacement ?

[1] Terrain ou « Terter » dans le jargon du deal est le périmètre du lieu de vente, souvent un hall d'immeuble.
[2] Protection Judiciaire de la Jeunesse.

Quelques-uns peuvent se plaindre ouvertement de la nuisance due à une trop grande présence de clients, d'autres préféreront en référer plus discrètement aux autorités compétentes. Ainsi, depuis 2019, les offices HLM ont mandaté une société de sûreté, pour « lutter contre le sentiment d'abandon des locataires, assurer la libre circulation et réaliser une veille technique ». Cette structure a pour but d'éradiquer toutes nuisances dans les espaces HLM envahis par le commerce illicite. Ainsi, assiste-t-on à un jeu de place entre les jeunes *dealers* et les agents musclés de sûreté. À l'instar de la police, quand elle apparaît, le trafic se retire momentanément des halls d'immeubles pour mieux se réinstaller dès que les véhicules de la patrouille quittent les lieux. Plus récemment, cet organisme semble avoir fait évoluer sa stratégie de gestion des espaces. Si dans un premier temps le déroulement du trafic faisait l'objet d'une lutte sans merci, les postures semblent s'être adaptées et les agents insistent davantage sur la propreté des lieux, le respect des résidents en encourageant les revendeurs à se faire discrets et respectueux ainsi qu'à limiter les nuisances. On assiste peut-être là à un tournant avec un trafic répondant à une logique de *soft power* proposé par Mohammed[1].

Au contraire, certains habitants vont exprimer une forme de sympathie vis-à-vis des jeunes que décrit Khadidja Sahraoui-Chapui (2014) :

> Avec l'installation de cette situation dans le temps, c'est désormais plus ou moins « naturellement » que les habitants — de l'enfant et sa maman, qui se rendent à l'école, au *chibani* qui va acheter sa baguette de pain, en passant par le collégien qui va à son entraînement de foot,

[1] Marwan Mohammed décrit deux formes de terrain de vente qu'il classe en *soft power* ou méthode douce qui consiste à négocier avec le voisinage en vue d'obtenir sa coopération et en *hard power* ou management autoritariste qui recherche la soumission et repose sur l'usage de la force, de la menace et de l'intimidation. Mes observations semblent donner la primeur au *soft power* sur une grande partie du terrain que j'ai étudié. 11e congrès de la Fédération Addiction les 19 et 20 mai 2022 à Grenoble. Conférence A intitulée *Lien social et pouvoirs à l'épreuve des trafics de stupéfiants.*

— intègrent et banalisent dans leurs pensées le jeune qui guette au coin de l'immeuble, celui qui, à l'entrée, réceptionne les clients, et cet autre qui vend dans les escaliers.

Il faut dire que les jeunes ouvriers du trafic savent à certains égards se rendre agréables. Tenir la porte à une mère, renseigner un artisan qui cherche une adresse, prêter un briquet à un fumeur, aider un habitant à porter une lourde charge sont parfois des services rendus.

Certains veillent même à ce que l'espace ne soit pas trop souillé. On devine derrière ces préoccupations, des consignes de supérieurs du trafic pour rendre ce « petit ? » commerce tolérable pour ceux qui le côtoient, voir le subissent régulièrement.

Les petites mains du trafic enchaînent les heures, ainsi des équipes font huit, neuf, dix heures de poste. On mange sur place, ravitaillé par d'autres, parfois des plus jeunes qui, sur un scooter, vont chercher boissons, nourriture, cigarettes et profiter d'un pourboire. Ce sera pour eux, sans doute, leur premier apprentissage dans cet univers de travail avant de remplir quelques années, ou quelques mois plus tard ce même rôle de guetteur ou revendeur. Pour passer le temps, les jeunes, très souvent, consomment du cannabis, échappatoire psychique qui rend cette activité plus légère et permet de ne pas trop penser, reléguant les velléités de projet à un futur cotonneux.

La relative décontraction dans laquelle se déroule ce commerce a pourtant son revers de violence. Nombreux sont les jeunes gens en portant les stigmates : visages tuméfiés, balafres, mains abîmées, bras cassés, sans qu'on sache bien si ces blessures sont liées à des démêlés entre trafiquants, des altercations avec les forces de l'ordre ou à des pratiques à risques (rodéo à moto...). Et puis, l'annonce épisodique de meurtres liés à des règlements de comptes selon la lecture de la police atteste que dans la cité ce commerce peut dégénérer gravement à tout moment. Pendant l'été 2017, particulièrement meurtrier, les tueries successives de juillet et août feront deux morts et plusieurs blessés dans le quartier enquêté.

Nolens volens, ce commerce, dangereux, fournit un travail à un certain nombre de jeunes. Mais avant d'aller plus loin dans cette réalité, il semble nécessaire de nous attarder sur une définition plus approfondie de ce que serait le travail du point de vue des sciences sociales. Je le ferai en deuxième partie du livre, au chapitre II.

DEUXIÈME PARTIE

Lunette d'apprenti chercheur

Dans cette partie, je propose de faire référence aux travaux qui ont servi de point d'appui à cette enquête. Le terrain ciblé et le sujet de ma recherche en sont un peu à distance, mais il m'a semblé utile de mettre à disposition ce ciment théorique nécessaire aux bases de ma démarche ethnographique.

CHAPITRE I

L'interactionnisme symbolique, point d'appui pour l'observation d'une activité illicite

Howard S. Becker est un sociologue, issu de la 3e génération de l'École de Chicago et de l'interactionnisme symbolique. Son travail ethnographique se veut au plus près du terrain. Il va développer dans « Outsiders » une nouvelle approche de la délinquance en créant un objet d'étude sur la déviance.

Celui-ci me semble être en adéquation avec la pratique illicite du *deal*. L'originalité de son travail consiste à prendre en compte, par le biais d'entretiens, le point de vue des déviants, celui des « entrepreneurs de morale » et des agents de la répression. L'auteur met en place une méthode ethnographique pour l'étude des sociétés modernes.

Pour ce courant de la sociologie américaine dans lequel Becker s'inscrit, il ne s'agit pas d'expliquer, mais de comprendre, de produire des connaissances qui sont utiles au règlement de problèmes sociaux que connaît la ville de Chicago, en pleine expansion au 19e siècle. La « société » est le nom donné à un ensemble d'individus liés entre eux par des actions réciproques (Mendras, 1983).

L'École sociologique de Chicago va naître à la fin du 19e siècle, s'inscrivant dans la réalité sociale qui traverse cette grande ville d'Amérique du Nord.

L'École sociologique de Chicago

Chicago va connaître entre la fin du 19e siècle et le début du 20e siècle une formidable expansion. Terre d'exil, de nombreuses populations issues des pays européens, fuyant la misère, vont tenter leur chance sur le nouveau continent nord-américain. Chicago, « ville champignon » (Lacroix, 2007, p 294) se transforme en capitale industrielle de l'Amérique du Nord. Elle sera le terrain d'âpres luttes de revendication syndicale, la journée du 1er mai 1886 marquant le début d'une grève des ouvriers de l'industrie mécanique, se soldant par une répression sanglante. Cette date sera prise comme symbole par l'Internationale ouvrière pour la création du 1er mai, fête des Travailleurs. La ville est traversée par des cultures diverses, chaque communauté recréant un microcosme inspiré de sa terre natale. Quartiers grec, italien, polonais, sont autant de lieux différents qui constituent la ville. Cette terre d'immigration est aussi le terrain de discrimination à l'égard de ces communautés étrangères pauvres. L'inégalité sociale est prégnante, très riches et très pauvres formant la population de cette grande métropole. L'École de Chicago observe avec intérêt les difficultés d'intégration des migrants qui engendrent une forme de rupture sociale. David Le Breton (2012) en propose cette lecture :

> Sur le territoire américain, l'immigrant est encore plus livré à lui-même. Détaché de ses repères sociaux et humains, son affranchissement s'accentue ou s'amorce, car il s'installe dans une société dont il ne possède pas encore les clés. Il est contraint à transformer en profondeur le sentiment qu'il a de soi et de son orientation dans le monde.

La géographie des flux migratoires observée fait écho à certaines réalités rencontrées sur le quartier de l'enquête. Comme la plupart des grands ensembles français, c'est un lieu de transit et d'accueil pour les migrants, notamment d'Afrique septentrionale. L'exil de nombreux jeunes, fuyant leur situation précaire – les mineurs marocains qui tentaient d'échapper à la misère pour rejoindre l'enclave espagnole de Ceuta en sont une illustration récente[1] — peut amener certains à investir le quartier pour pratiquer le *deal*. Bon nombre se retrouvent coupés de leurs racines et pour eux aussi « les familles et la communauté ne sont plus en mesure de transmettre les valeurs » (Le Breton, 2012, p. 197). Sur le quartier, les jeunes en provenance d'Algérie sont nombreux à tenter leur chance et le *deal* est parfois un recours à la subsistance, leur situation irrégulière ne leur permettant pas d'accéder à l'emploi légal.

Le quartier de la Hobohémia du Chicago du début du 20e siècle, proche des grandes infrastructures ferroviaires, constitue la réserve d'intermittents travailleurs. Son nom est issu du terme « hobo » désignant les travailleurs nomades qui cherchent du travail et investissent cet endroit de la ville :

> Par un système d'agences et par le bouche-à-oreille [les hobos] pouvaient attendre, repérer et accéder à des emplois situés à des distances parfois très grandes. Population certes mêlée, mais aussi mouvante : c'est dans ce flux continuel de travailleurs que R. E. Park trouva le hobo rare, Nels Anderson [...] (Tissier, 1994, p 189).

C'est aussi le lieu où artistes marginalisés et anarchistes mènent un mode de vie alternatif, en opposition aux conventions de la société d'Amérique du Nord, Hobohémia faisant référence à la bohème.

Ce système de mise en relation des travailleurs nomades, par le bouche-à-oreille, qui s'opère dans le quartier de Hobohémia peut faire écho à la manière usitée par les jeunes souhaitant travailler dans le *deal* sur le quartier en 2021.

« Oui ça parle, le bouche-à-oreille. Ah, là, ils font des sous. Dis-toi, j'ai déjà vu des personnes d'autres quartiers venir bosser dans le quartier pour prendre la clientèle, détourner la clientèle. » Edgar, 27 ans

La ville américaine connaît au début du 20e siècle une vague de violence et devient la capitale du crime organisé

[1] franceculture.fr – Affaires étrangères – *Maroc-Espagne : l'arme migratoire*. Émission du samedi 22 mai 2021.

sous l'effet de la prohibition. De nombreux gangs se créent. La contrebande de l'alcool, profitant de la proximité du Canada d'où vient la marchandise, se développe. Les grandes figures du crime, comme le célèbre Al Capone, marqueront l'identité de la ville dans sa dimension criminelle. Ce commerce illégal profitera de la corruption des différentes strates des organes de pouvoir de la mégapole (juges, hommes politiques, policiers...) (Kaspi, 1994).

Ce contexte social, ethnique, économique, va alimenter l'émergence d'un terrain sociologique fécond. En 1892, Albion Small crée le département sociologique de son université à proximité des quartiers riches et des ghettos, dans lequel va se construire une pensée sociologique en rupture avec le mouvement dominant durkheimien. La première École de Chicago, portée par William I. Thomas, Robert E. Park et Ernest W. Burgess, va développer un travail qu'elle considère utile à la résolution de problèmes sociaux observables dans la ville américaine. Ils vont prendre appui sur les théories notamment de Georges Simmel et donc des recherches compréhensives allemandes. Ce dernier considère que pour étudier la société, il faut la prendre dans son acception la plus large : « Il y a société, au sens large du mot, partout où il y a action réciproque des individus » (Simmel, 1999, cité par Paquot, 2012).

Pour le département de sociologie de Chicago, l'individu est un acteur responsable de ses actes qui ne serait pas définitivement inscrit dans un destin induit par sa « race », la sélection naturelle et biologique. Ces chercheurs vont porter leur intérêt sur l'organisation de Chicago, mais aussi sur sa structuration chaotique, la criminalité qui y règne, la place des immigrés. Ces sujets d'étude vont les amener à développer de nouvelles méthodes en s'immergeant dans la ville, allant à la rencontre de la population, se détournant d'une approche quantitative défendue par la tradition durkheimienne. Les histoires de vie retraçant le parcours des migrants alimenteront leurs réflexions.

Signe des temps, les peintres américains, que l'on regroupe dans l'école Ashcan (« école de la poubelle ») auront le désir à la même époque de raconter les réalités des villes modernes en peignant les milieux urbains de la classe ouvrière et de la classe moyenne, la pauvreté et de porter une attention « aux réalités décisives de la vie urbaine »[1]. Je n'ai pas noté de rapprochement entre l'école sociologique et ce mouvement pictural dont l'origine du travail se portait sur la ville de New York. Cependant, la dimension journalistique de l'art que le mouvement prône, par la voix de Robert Henri, l'une des figures du mouvement, fait écho à la démarche de Robert Park. S'inscrivant dans une forme de réalisme américain urbain, une exposition emblématique d'Ashcan sera présentée à Chicago et dans d'autres villes états-uniennes. D'une façon plus générale, on peut souligner un point commun qui serait une préoccupation pour le monde contemporain en observant la réalité et la reproduisant avec sincérité. « Certains peintres du groupe Ashcan travaillaient dans l'illustration de presse. Cet ancrage qu'ils partageaient leur offrait, sinon une profonde conscience sociale, du moins une capacité à saisir avec talent les images de la “vraie vie” et à en dresser le portrait. » (Souter, 2012)

Park, homme de presse, *city reporter*, avant d'être sociologue (Bourmeau, 1988), s'inscrivant dans la lignée de Simmel, dont il fut l'élève, considère que la société permet aux individus de partager une expérience et d'avoir une vie commune. La communication entre les individus sera au cœur de la réflexion du sociologue en considérant qu'un certain nombre de facteurs peut faciliter ou rendre difficile son organisation. La communication selon Park est sujette à être mal comprise par les interlocuteurs, soit parce que son message n'est pas clair ou parce qu'elle peut être volontairement travestie : « la société n'existe que dans et par la communication qui joue un rôle fondamental dans son existence. La communication doit être entendue comme un échange de signification » (Park, 1915).

Park, comme Simmel, accorde une importance au regard que les autres portent sur l'individu. Il considère que l'individu est en permanence face aux regards de ses semblables.

---

[1] Vu sur le site de Hisour (www.hisour.com/fr/ashcan-school-34678/).

George Herber Mead va conceptualiser ce principe dans la notion « d'autrui généralisé » :

> Esprit, raison, société, ne sont autres finalement que l'autrui généralisé. L'autrui généralisé, c'est la communauté organisée où chaque individu qui s'y rattache peut trouver l'unité du soi, c'est la somme des autres possibles dont il peut adopter l'attitude pour contrôler la sienne propre. [...] pour le citoyen, c'est la nation ; pour l'homme religieux, ce peut être l'humanité entière (Barrier, 1963).

Mead va proposer une lecture de la manière dont les personnes intériorisent les codes pour comprendre les autres. Il considère que le lien social est un va-et-vient de significations permanent, entraînant une socialisation en construction constante et jamais définitivement stabilisée. L'individu adopte un certain nombre d'attitudes pour faciliter la compréhension de son discours et permettre à l'autre d'être en phase. Erving Goffman, représentant de la deuxième École de Chicago, développera plus tard l'idée de « chorégraphie » entre les individus dans l'élaboration de leur vie sociale.

La communication va donc dépasser le champ de l'échange verbal pour recouvrir une dimension corporelle, le corps de l'individu étant chargé de symboles. Cette communication corporelle a pour but de mettre en scène l'individu en fonction de ses interlocuteurs, de l'environnement qui l'entoure. Mead va mettre en avant l'idée que les mêmes individus peuvent développer différents codes de communication en fonction du contexte dans lequel ils doivent l'exprimer : « Ni le Soi ni la conscience ne sont donc des entités, des substances qui précéderaient la société, ce sont des fonctions qui émergent au cours de l'expérience de l'interaction sociale » (Barrier, 1963).

Il y a dans l'École de Chicago et notamment dans les travaux de Park cette volonté d'envisager la ville comme un « laboratoire social », ce qui invite Renaud Epstein (2013) en référence à ce courant, à considérer les grands ensembles qui composent les quartiers populaires français comme « les éprouvettes de la gestion publique des territoires français [...] terrain privilégié de l'expérimentation sociale ».

Cette vision sociétale se veut en prise avec les habitants. Il s'agit de rendre meilleures leurs conditions de vie, en ayant une vision optimiste de l'immigration. Une volonté de transformation de la société est à l'œuvre. Celle-ci doit être source d'amélioration pour les classes les plus désœuvrées, mais elle s'opère aussi par l'analyse de la désorganisation sociale incarnée par la criminalité qu'il faut réduire pour bonifier la vie sociale du quartier. Résolument progressistes, les sociologues considèrent que la société peut assimiler ces populations de migrants.

Selon Frederic Milton Thrasher qui publiera en 1927 un ouvrage sur les gangs de Chicago (Coulon, 1992), la criminalité n'est que l'illustration de tensions culturelles entre les différentes communautés d'immigrants présentes dans la ville. Ce phénomène est aussi en opposition avec les valeurs de la société américaine peu encline à comprendre les problèmes de cette frange de la population de cette grande ville du Middle West qui lui paraît étrangère.

Pour traiter la question de la criminalité, il s'agit donc de proposer des perspectives d'émancipation au délinquant dont la place et le rôle dans la société ne peuvent être définitivement assignés. Les sociologues de Chicago partent du postulat que l'homme est le réalisateur de sa vie. Toutefois, ils sont conscients qu'une forme d'appesantissement social peut contraindre le déroulement des destinées humaines.

L'École de Chicago est un courant d'idées riches, qu'il serait réducteur de restreindre à une doctrine homogène. D'ailleurs, une « ligne de sensibilité » est employée par Le Breton (2012) pour définir ce qui rassemble sans conteste les acteurs de cette sociologie urbaine dont l'une des ambitions communes serait de changer le monde.

À travers le concept microsociologique d'action réciproque développé par Simmel et pleinement investi par l'École de Chicago, les bases de l'interactionnisme symbolique ont été posées.

En 1950, c'est une sociologie accordant plus d'importance aux données quantitatives et académiques qui voit le jour. Robert King Merton en est une figure notable, le rôle de l'individu contraint, empêché par un contexte social (il développera le concept de dysfonction sociale), prend le pas sur l'image de l'individu acteur et maître de sa destinée. Cette nouvelle période de l'École de Chicago va aboutir à ce que l'on nommera l'interactionnisme symbolique.

L'interactionnisme symbolique

L'interactionnisme symbolique est né dans le département de sociologie de l'université de Chicago au milieu du 20e siècle. Ce courant développe l'idée que la société est le produit des interactions entre les individus. Herbert Blumer, héritier de G. H. Mead, pose le terme d'interactionnisme symbolique dans un article de 1937. Il met en avant que les individus agissent en fonction des significations qu'ils construisent et que celles-ci changent avec le temps. Un symbole (d'où le terme interactionnisme *symbolique*) est une représentation qui permet de se mettre à la place de l'autre. Par ce terme d'interactionnisme symbolique, Blumer entérine la primauté de l'élaboration du sens au cœur des interactions sociales. Ses élèves, Erving Goffman et Howard Becker vont développer ce courant théorique en investissant la ville, la rue, les institutions, en favorisant la rencontre avec la population et élaborer une recherche ethnographique (notons que Park, dès la fin du 19e siècle, lors de son séjour à Berlin, sera déjà sensibilisé par Simmel à « une impérative nécessité d'une méthode d'observation » [Bourmeau, 1988], prologue de l'ethnographie). On parlera d'interactionnisme réaliste pour définir ce courant regroupant les travaux de Goffman, Becker, Cicourel et Garfinkel (Ogien, 2012). Il s'agit de découvrir des cultures étrangères. Cette approche est en totale adéquation avec celle des pionniers de l'École de Chicago qui, en leur temps, ont investi les quartiers de la ville pour recueillir les récits de vie de la population.

Ainsi, l'approche de Becker (1985) éclaire la démarche que je souhaite mener. Sa référence à Blumer en est une illustration :

> [...] le chercheur doit prendre le rôle de l'acteur dont il se propose d'étudier le comportement. Puisque l'interprétation est construite par l'acteur sous forme d'objet, désigné et apprécié, de significations acquises et de décisions prises, le processus doit être considéré du point de vue de l'acteur.

Toujours selon lui :

> Les ethnographes ne construisent pas leurs données en demandant aux gens [...] de remplir un questionnaire ou de participer à un entretien ou à un groupe de réflexion. Au contraire, ils sont le plus souvent à la « merci » du moment, et ils doivent attendre que se produisent, tandis qu'ils effectuent leur recherche, les événements qui auraient une importance théorique pour eux (Becker 2002, p. 323).

Mon enquête, qui prend comme matériau l'observation du territoire d'un quartier QPV, *in situ*, suit cette pratique décrite par Becker, qui consiste à capter dans l'instant présent, les phrases, les agissements, les interactions des jeunes impliqués dans la revente de stupéfiants pour mieux en saisir le sens.

Howard Saul Becker

Outsiders est un ouvrage emblématique de la « seconde École de Chicago » (1940-1965) rebaptisée interactionnisme symbolique. Ce courant de recherche est très orienté sur une démarche empirique, une observation directe du terrain influencée par l'approche journalistique de Robert E. Park.

> Il incita les étudiants de l'Université de Chicago... à ne pas se limiter aux statistiques officielles et aux témoignages préexistants, mais à recueillir une documentation par contact direct avec les populations étudiées, c'est-à-dire par observation *in situ* et par entretien (Chapoulie dans Becker, 1985).

Dans le sillage de George Herbert Mead, puis de Herbert Blumer, le travail de Becker permet d'approcher les phénomènes sociaux en prenant en compte les acteurs qui les accomplissent.

Le thème d'Outsiders qui étudie la marginalité et la délinquance, ainsi que la méthode qu'il déploie par l'enquête de terrain, sont en droite ligne du travail de Mead et Blumer. Il s'appuie sur son observation d'une partie de la population américaine – des musiciens de jazz – pour élaborer un objet de recherche sociologique de plus grande envergure, lui servant à construire une réflexion sur les mécanismes qui favorisent la déviance et la transgression des normes sociétales américaines.

Le concept de déviance développé par Becker

La plupart des criminologues de l'École de Chicago s'appuyaient sur les institutions chargées du traitement de la délinquance (police, justice) pour construire leur analyse. À l'inverse, Becker va reprendre la démarche de Hugues et utiliser l'observation et le recueil de l'expérience des déviants pour en élaborer une définition qu'il mettra en miroir avec le point de vue des institutions répressives et de ce qu'il nomme « les entrepreneurs de morale », « ceux qui créent les normes et ceux qui les font appliquer » (Becker, 1985, p 171). Cette approche souligne l'importance de l'interaction entre l'acte effectué par l'acteur (le déviant) avec le regard et le positionnement de « ce que les autres en font ». Cette dimension d'interaction décentre le mécanisme de déviance du sujet concerné qui prendrait pour explication une particularité psychologique pour expliquer la déviance. Elle ne dépend donc pas du seul ressort de l'individu jugé déviant, mais se développe dans une relation et variera selon le degré d'acceptation ou de condamnation des acteurs en présence.

> Je considérerai la déviance comme le produit d'une transaction effectuée entre un groupe social et un individu qui, aux yeux du groupe, a transgressé une norme. Je m'intéresserai moins aux caractéristiques personnelles et sociales des déviants qu'au processus au terme duquel ils sont considérés comme étrangers au groupe, ainsi qu'à leurs réactions à ce jugement (*Ibid.*, p. 33).

L'enquête qu'il mène auprès des fumeurs de marijuana met en lumière la notion d'apprentissage inhérente à la consommation du produit, en relativisant les prédispositions psychiques qui pourraient expliquer « l'entrée » dans l'utilisation de cette drogue. Cette consommation incite les fumeurs à développer un cloisonnement de leur relation sociale, cette pratique n'étant pas comprise et acceptée par les non-fumeurs. Il leur est nécessaire de cacher à une partie de leur entourage leur consommation et privilégier les relations avec le cercle des consommateurs. Ce choix va aboutir à une culture déviante, les fumeurs de marijuana, la qualification de déviance étant construite par les normes sociales condamnant cette pratique. C'est l'autre champ d'études auquel va s'intéresser Becker, à savoir l'élaboration des normes sociales.

La sociologie du travail comme clés de lecture de la déviance

Le sociologue, dès ses premières enquêtes, porte son intérêt sur les mondes professionnels tels que les étudiants en médecine, les institutrices. On retrouve dans son approche de la « déviance » cet intérêt pour le travail. En effet, il envisage cette notion dans une dimension temporelle. Selon lui, il s'agirait :

> [d'] un « processus » en constante élaboration, dans lequel les individus peuvent s'engager (ou ne pas s'engager). ... Chaque type de déviance constitue une « carrière » spécifique, mais le schéma d'engagement est similaire : un acte primaire (qui peut rester secret, et même être non intentionnel), l'acquisition d'une « identité » déviante et, initialement, l'adhésion à un groupe déviant (Journet, 2009, p. 94).

- *La Carrière*

Ces « carrières » dans la déviance sont influencées par le regard sociétal. Becker considère que les normes de la société, autorisant tel produit et interdisant un autre, vont influencer les stratégies des déviants dans l'accès au produit.

Les toxicomanes pour payer leur dose peuvent aller jusqu'à commettre des délits. « [L]a manière dont on traite les déviants équivaut à leur refuser les moyens ordinaires d'accomplir les activités routinières de la vie quotidienne. En raison de ce refus, le déviant doit nécessairement mettre en œuvre des pratiques routinières illégitimes » (Becker, 1985, p58). Dans l'analyse du sociologue, on peut entrevoir une forme de politique de santé publique correspondant à ce que l'on qualifie de réduction des risques[1].

Il va décrire l'engagement de l'individu dans une carrière déviante. Ses travaux sont utiles pour comprendre les dynamiques d'enfermement de certains jeunes dans l'écosystème du *deal.* Ainsi l'immersion dans ce groupe organisé marque pour le sociologue l'ultime étape de cette carrière. Qu'il s'agisse du toxicomane, du voleur, tous ne vont plus fréquenter que les acteurs du même cercle, inscrits dans la même activité. Cet entre-soi cadenasse la personne dans un mode de pensée lui permettant de trouver une justification à sa pratique. Appartenant à un groupe, il va pouvoir mobiliser les mêmes valeurs et mettre à profit un capital moral et expérientiel pour affronter les obstacles inhérents à son statut de déviant (Le Breton, 2018).

Les travaux récents sur la pratique du *deal* pouvant s'inscrire dans l'interactionnisme symbolique

L'organisation du deal comme forme de travail et construction identitaire

En 1998, Michel Kokoreff dans *Les annales de la recherche urbaine* propose une lecture de l'économie de la

[1] Médecin du Monde présente la réduction des risques (RdR) sur son site internet : « L'illégalité de l'usage de drogues génère pour les consommateurs des risques spécifiques au niveau sanitaire, juridique et social qui doivent être pris en compte dans une approche de santé globale [...] plutôt que de (re) nier leurs pratiques et identités, nous construisons avec elles des solutions adaptées à leurs besoins pour améliorer leur santé. ».

drogue. Son travail « souligne [...] la diversité des situations locales, la multiplicité et la précarité des positions occupées, le caractère incertain des trajectoires qui s'inscrivent dans un système de débrouillardise composé de multiples manières de "faire du business" ». Les différentes positions pour mener cette activité apparaissent pleinement. En s'appuyant sur des travaux ethnographiques, Kokoreff met en avant le terme de travail pour présenter cette activité et souligne la division la caractérisant, qu'il s'agisse tant des différents niveaux du trafic que des positions occupées : guetteurs, rabatteurs, revendeurs, trésoriers, banquier de cité. Si ce travail permet une rémunération rapide et demande peu de qualification, il ne faut pas négliger le « "coût" de ces activités illicites : les fluctuations du marché et de la répression, les risques d'être tué, blessé ou emprisonné » (*Ibid.*, 1998, p.117).

Roca n'est pas revenu et ses compères semblent préoccupés. Dylan « je le sentais qui y avait un truc (la police ce matin) » Zaccaria et Dylan : « On s'est fait contrôler, mais ils ne nous ont pas fouillés ». « Mon joint, ils m'ont demandé de le cacher (sourire) ». Dylan « fallait pas qu'il coure, faut partir tranquille, se fondre dans la masse ». Nous apprendrons le lendemain que Roca est en garde à vue.

La situation de Roca survenue alors que j'étais en conversation avec lui montre combien cette activité expose les jeunes aux « fluctuation[s]... de la répression » (*Ibid.*, 1998).

Économie parallèle, illégale, de survie, maffieuse sont autant d'appellations pour définir l'activité de revente (Laé, Murard, 1985 dans *ibid.*). Ce travail serait régi par « l'oralité plutôt que par l'écriture, le rationnel plutôt que le contractuel, le domestique plutôt que le hiérarchique » (Bordreuil et Péraldi, 1996 dans *ibid.*). La notion d'économie informelle exprime bien, selon l'auteur, comment ce travail s'inscrit dans la réalité des quartiers populaires où le légal et l'illégal s'alimentent l'un l'autre. Ainsi l'argent *haram*[1] du *deal* peut répondre à des nécessités sociales. Un adolescent justifie son recours au deal dans les termes suivants :

> *« Moi, je fais ça pour aider mes parents, je pose 400 € sur la table pour le loyer et je pars. Pour les courses, 200 €. Ma mère, elle s'inquiète pas. » Ismaël, 15 ans*

Le trafic visible et omniprésent se donne à voir dans l'espace urbain des cités et quartiers. Kokoreff propose une explication à cette dimension de trafic de « place publique ». L'organisation des lieux (densité architecturale, complexes citadins facilitant le repli en cas d'interventions policières), l'appartenance identitaire (groupe de jeunes hommes partageant la même condition sociale, ayant pour même horizon un futur plus qu'incertain) et l'approche collective de cette activité sont rassurantes pour le jeune, souvent seul et isolé dans la construction de son avenir socioprofessionnel : « Perçue comme un travail et qui articule différents cercles de relations familiales, amicales ou strictement professionnelles, aux antipodes des stéréotypes du dealer désocialisé » (*Ibid.*, p. 121).

Cette identité forte du quartier, à savoir les jeunes hommes du quartier, descendants d'immigrés, maîtrisant l'espace public de la cité, « tenant la rue » et partageant « une même condition socialement homogène et un même destin » (*Ibid.*, p.121), en constituerait le genre du métier avec ses codes (Clot, 2000) facilitant l'entrée du jeune de cité dans cette pratique. Il est intéressant de tisser un parallèle avec la souplesse d'accès aux métiers de livraison à domicile inventée par l'enseigne américaine « *Uber eats* ». Son spot de publicité ne s'y trompe pas en mettant en avant tous les codes langagiers, l'appartenance ethnique auxquels les jeunes hommes des cités peuvent aisément s'identifier. Il n'est d'ailleurs pas destiné aux consommateurs, mais aux futures recrues (vu sur plage publicitaire BFM TV, mars 2021)[2]. Cette

---

[1] Mot arabe signifiant interdit et notamment en référence à la religion musulmane.

[2] Vu sur https://vimeo.com/527802267?from=outro-embed le 26 avril 2021.

appartenance à un groupe et à un environnement familier semble rassurer les jeunes :

« On se connaît tous dans la barre. Les gens du bled, eux ils font ça parce qu'ils ont pas le choix. Moi je suis bien... » Fédi, 20 ans.

Ainsi, en 1998, l'auteur repère deux modes de trafic : l'un correspondant à une organisation des transactions facilitée par l'utilisation des réseaux de communication (téléphone, TamTam...) et s'opérant à l'occasion de rendez-vous, l'autre, à celui du trafic inscrit dans le quartier avec « quadrillage du terrain » par les différents postes occupés (guetteurs, revendeurs).

Cette proposition ne me semble plus exactement le reflet de ce que j'ai observé. Les smartphones étant pleinement utilisés pour quadriller le terrain et prévenir de l'arrivée des forces de l'ordre, mais aussi pour que le client puisse visionner le cas échéant le lieu de revente *via* les applications type *Snapchat*. En 1998, les réseaux sociaux n'existent pas, Internet balbutie et nous avons pu constater combien ces nouveaux médias ont depuis leur développement, façonné les rapports sociaux, et de surcroît la jeunesse. La revente de stupéfiants n'a pas échappé à l'impact de ce support d'information et de communication. Pour autant, une autre forme de revente proposée par les jeunes des quartiers, par le biais de la livraison à domicile, pourrait constituer une des nombreuses variantes du trafic. Le terrain de recherche que j'investis ne me permet pas d'avoir une lecture précise de cette autre forme de travail, mais le témoignage d'Edgard confirme cette réalité.

« Et maintenant y'a un nouveau système qui se met en place c'est la livraison. La livraison c'est quoi c'est des gens qui font des snaps qui proposent leur marchandise. » Edgard. 27 ans

Plus récemment, la doctorante en sociologie Khadidja Sahraoui-Chapuis (2014) s'est interrogée sur ce qui pouvait pousser un jeune à investir le travail de revente de stupéfiants dans une cité marseillaise. Dans *Comment devient-on dealer* ? la sociologue rappelle la spécificité du lieu où ce trafic se développe, à savoir le ghetto. Si le terme a pu faire polémique pour qualifier ces zones de relégation sociale française que constituent les cités, il a pourtant été retenu par plusieurs auteurs. « [C] onstruits de l'extérieur par la relégation, la ségrégation raciale, la pauvreté et l'isolement social » (Kokoreff et Lapeyronnie, 2013, p.29 dans Sahraoui-Chapuis, 2014), le ghetto semble être constitutif des choix de vie de certains jeunes. Face aux difficultés à trouver une place dans la société, le *deal* peut leur permettre d'accéder à un travail, en évitant de passer sous les fourches caudines des multiples critères d'embauches : diplômes, *dress code*, savoir-être, maîtrise du verbe, acceptation du principe de subordination. Un parallèle entre l'organisation du *deal* et l'entreprise est mis en avant. La dimension pyramidale répond aux mêmes principes, la base, constituée du plus grand nombre d'acteurs, étant celle retirant le moins de profit de l'activité exercée. Alors, pourquoi accepter la prise de risques que représente l'activité de revente de drogues si l'argent ne peut, à lui seul, expliquer la motivation ? Le caractère symbolique que permet l'appartenance à ce groupe fort de jeunes gens sur le quartier est vraisemblablement un élément qui mérite d'être retenu. Ces individus, souvent issus de familles modestes, dont les pères n'ont pas su ou pu être une forme de repère pour leurs fils, en assumant la responsabilité du foyer, vont trouver un refuge symbolique et identitaire dans le rôle d'ouvrier du trafic. « La famille étant un groupe social, qui définit l'identité des individus, à chaque fois que ce groupe est trop affaibli, l'individu perd ses repères » (Mucchielli, 2009 dans *ibid.*). Ce contexte familial abîmé, voire précarisé, va parfois engendrer une expérience scolaire négative qui aboutira au décrochage et à la marginalisation. Ce processus est aussi le point de bascule vers le travail dans le trafic.

« Et ton père ? » Roca : « il est mort quand j'étais jeune, j'ai pas vécu avec lui » [...] « je fais ça depuis 2015. J'ai arrêté le collège avant le brevet. Les profs principales (sic) c'est des bâtards ! Tous dans ce collège [...], ils

t'enterrent. Ils m'ont envoyé en Dima à Blagnac pour boulangerie. Je me suis retrouvé en boucherie. Ils sont sérieux ? Je suis retourné au collège, ils m'ont dit pourquoi t'es là ? C'était un piège pour se débarrasser de moi. Faire une formation, retourner à l'école pour écouter des cours qui te saoulent... »

Le cas de Roca s'inscrit dans l'ambivalence vis-à-vis de l'école relatée par l'auteur. L'institution scolaire est à la fois perçue comme le passeport de la réussite sociale et le catalyseur des échecs dans leur trajectoire personnelle : « Parents et enfants ont une vision commune de celle-ci : elle reste une plaie qui peine à cicatriser » (*Ibid.*).

Outsiders (Becker 1985) est pris en référence par la sociologue pour expliquer en quoi un groupe déviant, les jeunes du trafic dans sa recherche, les musiciens pour Becker, « développent des normes, des idées et des comportements spécifiques [...] Outre le fait d'être tous impliqués dans une activité illégale, les jeunes, qui en font partie, ont plusieurs points communs et plusieurs raisons d'y rester, notamment parce que la norme n'est plus celle édictée par des dominants, mais par des semblables » (Sahraoui-Chapuis, 2014).

Beauchez (2017, p. 62) dans *Zone stupéfiante* étudie la trajectoire d'héroïnomanes qui vont déployer un savoir dans le *deal* « pour faire carrière et devenir un entrepreneur de la rue dont il a acquis le capital ». L'organisation du *deal* de rue s'inscrit, selon l'auteur, comme une offre marchande, forme exacerbée du néo-libéralisme.

Enfin, les travaux de Benjamin Moignard (2008, p. 189) se penchent, entre autres, sur « l'étude des pratiques sociales quotidiennes des adolescents qui participent à la structuration de cette "délinquance d'exclusion" propre aux quartiers populaires ». Ma recherche épouse l'approche ethnographique de l'auteur, rendue possible par une longue familiarisation avec les terrains et les acteurs.

CHAPITRE II

Travail, vous avez dit travail ?

L'activité de revente de stupéfiants aurait à voir avec le travail. Avant d'explorer cette hypothèse, il semble important d'apporter une définition du travail.

Travail

Lorsqu'on évoque la notion de travail, le mot « emploi » peut vite surgir dans nos représentations sans que l'on ne sache précisément le lien précis qu'il faudrait établir entre ces deux notions. L'un, découle-t-il de l'autre? L'un, englobe-t-il l'autre? Travail et emploi sont pourtant à distinguer. De prime abord, ces deux notions sont difficiles à dissocier tant l'une et l'autre semblent se croiser. Pour autant, un certain nombre d'auteurs ont établi un consensus sur l'identification de ces deux mots. C'est en analysant le rapport qu'entretiennent les travailleurs avec le travail qu'une partie de la littérature des sciences sociales aboutit à une définition que nous utiliserons pour distinguer travail et emploi. La différence peut se présenter comme suit : le rapport à l'emploi recouvre le champ contractuel (contrat à durée déterminée, intérim...) et salarial (rémunération, convention collective) des individus et collectif établi avec leur employeur. Quant au rapport au travail, il concerne le lien des « acteurs sociaux individuels ou collectifs au contenu même de leur travail » (Gaviria & Mélo, 2018).

Je prendrai donc le parti de me centrer sur la notion de travail, du rapport qu'entretiennent les jeunes « travailleurs » du trafic de stupéfiants avec leur activité. Mon regard ethnographique me permet néanmoins de restituer des éléments d'analyse que l'on peut rattacher à l'emploi.

Si l'on considère que cette activité est un travail, il sera intéressant de saisir le champ de compétences nécessaires pour l'exercer. Les données qui seront mobilisées dans cette recherche nous permettront de les identifier.

Pour compléter notre définition du travail, nous retiendrons aussi la clarification de la notion d'activité selon Tourmen (2007, p. 16) :

> L'activité est rendue possible et à la fois limitée par des prescriptions, ou tâches, qui lui donnent un cadre. Nous proposons donc de retenir les critères suivants : à partir du moment où des individus réalisent individuellement ou collectivement un produit de travail, il y a activité de travail en réponse à des prescriptions.

C'est donc sur la notion de travail et moins d'emploi que cette recherche souhaite s'attarder. Si la motivation des jeunes *dealers* est *de facto* l'obtention d'une rémunération rapide et supposée facile, c'est le rapport à l'emploi qui émerge naturellement, le champ salarial, qui dans ce cas s'exprime en dehors d'une contractualisation officielle. Pour autant, une forme de pacte ou d'engagement tacite avec « l'employeur » existe, car des règles de paye, d'horaires sont explicitement évoquées par les jeunes. Mais qu'en est-il du rapport au travail de ces personnes avec l'activité qu'ils exercent ? Quel rapport développent-ils avec le contenu même de leur travail ? Avant d'apporter une réponse, tentons de présenter les attentes du sujet vis-à-vis de son travail.

Quelles attentes de son travail ?

Si la rétribution financière est à relier du côté de l'emploi, alors, que recherche l'individu dans l'exercice de son travail ? La psychodynamique du travail, introduite par Dejours, visite ce sujet. « L'analyse psychodynamique du travail a pour objet l'étude des relations entre plaisir et souffrance au travail d'une part, organisation du travail de l'autre. » (Davezies, 1993). Le travailleur selon Dejours (1993), attend que l'organisation du travail soit l'occasion d'une contribution. Cet investissement du sujet à l'égard du travail est un cheminement intérieur qui permettrait de lui procurer « un bénéfice en termes de sens pour soi » (*Ibid.*). Ainsi, derrière cet engagement, le travailleur espère en retour une valorisation de sa personne. Pour Dejours, il s'agit d'une véritable quête d'identité qui va se construire dans l'implication de la personne dans son travail. Cette identité au travail s'opère au travers d'une reconnaissance et d'une appartenance. Reconnaissance de l'utilité que le travailleur va développer dans l'exercice de sa tâche. Utilité, qui par ailleurs, construit le sens de ce que l'on fait professionnellement et pourquoi on le fait. Dejours relie précisément la perte de sens de ce qui peut être demandé aux salariés avec la souffrance au travail. Faire une tâche sans qu'elle ne s'inscrive dans une utilité reconnue par celui qui l'exerce favorise un mal-être au travail. Quant à l'appartenance, elle doit être perçue du côté du jugement des pairs. Comment les autres travailleurs perçoivent votre travail et en valident l'utilité et la qualité. Les autres membres de la communauté de travail jugent de cette qualité parce que la tâche correspond aux règles reconnues par le collectif de travail. Cette appartenance pourrait faire écho à celle à laquelle se réfèrent les jeunes *dealers*. Travailler au sein de ce groupe permettrait à l'individu de se raccrocher à une identité forte en participant à l'activité du collectif.

À cela, s'ajoute une dimension esthétique propre à chaque sujet au travail. Une touche personnelle, un apport personnel qui singularise l'identité du travailleur. Pour autant :

> Le simple respect des règles renvoie au conformisme. La pure singularité relève de la marginalité. Dans les deux cas, il n'y a pas de reconnaissance. Le jugement des pairs suppose l'articulation de ces deux dimensions. Ainsi peut s'accomplir le processus de sublimation qui offre aux pulsions une issue socialement valorisée (Davezies, 1993).

De ce fait, le travailleur pour étancher cette quête d'identité doit se référer à la conformité du métier reconnu par ses pairs tout en cultivant sa singularité dans l'exercice de sa tâche.

La clinique du travail, développée par Clot (2006), reconnaît bien ces deux dimensions par ce qu'il nomme genre et style. Le genre d'un métier se définit comme « la partie sous-entendue de l'activité, ce que les travailleurs d'un milieu donné connaissent et voient, apprécient ou redoutent… C'est comme un "mot de passe" connu seulement de ceux qui appartiennent au même horizon professionnel ». Ainsi, il y aurait un genre du métier communément partagé par une communauté de professionnels et correspondant à chaque métier.

Quant au style, c'est la singularité de chaque professionnel à exercer le métier, son métier, en mettant son style, sa touche personnelle. Pour réaliser une même tâche, chaque professionnel va mettre en œuvre une façon, une manière, qui lui sera propre. Certes, cette tâche professionnelle devra correspondre à des normes fixées par les règles de la profession, des prescriptions.

Il est important de noter déjà que cette quête d'identité mérite d'être reliée à notre sujet. Souvent fragile, l'estime de soi et donc l'identité du jeune *dealer* aurait-elle, par l'appartenance à ce groupe fort, visible, de la communauté du *deal*, une possibilité d'être compensée ? D'exister, artificiellement, au travers des codes des jeunes hommes qui exaltent une identité virile collective sur l'espace public ?

Représentations du travail

Concernant le travail, de nombreuses recherches en ont étudié la perception. Ce livre ne saurait explorer avec exactitude ce vaste champ. Nous nous arrêterons sur l'approche de Flament (2007, 1996) et sa dimension sociale quand « les représentations varient selon leur groupe d'appartenance » (Labbé, 2021). L'auteur porte plus particulièrement son interrogation sur le rapport au travail concernant une catégorie de jeunes :

> […] jeunes non qualifiés [pour qui] le travail est présent dans le discours (« avoir un emploi »…), mais, semble-t-il, assez peu dans leur réalité quotidienne ; en termes de valeur

> sociale, le « travail au noir », les petits boulots ne sont pas le travail (Flament, 2003, p. 125).

L'auteur s'interroge et évoque une « zone muette » :

> [...] il est clair qu'il faudra trouver une méthode qui contourne l'obstacle d'un langage incomplet. C'est sans doute en observant la sociabilité de ces jeunes que nous aurons une idée de ce qui, pour eux, remplace le travail, valeur qui apparaît encore dans les représentations de leurs aînés. Mais quelle méthodologie adopter ? (*Ibid.*, p. 126).

Il me donne peut-être l'occasion de contribuer, modestement, sans que cette recherche se centre sur ce sujet, à proposer des éléments de lecture d'une jeunesse vis-à-vis de sa représentation du travail. La remarque de Flament sur l'impossibilité pour les jeunes de qualifier le « travail au noir » ou les petits boulots en termes de valeurs sociales pourrait s'appliquer à l'activité de revente de stupéfiants. Je tenterai de faire une passerelle entre le courant interactionniste, une méthodologie spécifique et des concepts s'inscrivant dans la psychologie sociale. Néanmoins, l'approche ethnographique que j'emprunte, en première intention, en référence à Becker est aussi une méthode développée par la recherche sur les représentations sociales. Les travaux de Jodelet (1989) en sont une illustration. Cette approche vise « à explorer les contenus d'une représentation donnée au sein d'une communauté supposée globalement homogène. Cette homogénéité repose à la fois sur l'appartenance des individus à une culture commune et sur leur engagement dans des pratiques sociales similaires » (Moliner & Guimelli, 2015, p. 35). Les jeunes impliqués dans la pratique du *deal* correspondent à ces deux derniers critères.

Le *deal* et l'économie informelle

Cette activité de travail, la revente de stupéfiants, s'inscrit dans le champ économique. La dimension entrepreneuriale de la revente statique, notamment sur les quartiers, amorcée dans l'Hexagone au tournant des années 90, a induit pour ce secteur des contraintes de performances et d'efficacité de son opérationnalité. Augmenter la productivité, les profits, éviter les sanctions pénales, pérenniser ce commerce sont autant de pans que les organisateurs du *deal* ont dû prendre en considération (Mohammed, 2022). Le caractère illégal développé sur le territoire français nécessite de la classer dans ce que l'on nomme « l'économie informelle ».

Cette catégorie est difficile à cerner et elle peut fluctuer selon les normes juridiques et politiques des pays où elle est observée (Heim & alt., 2011).

Je développerai assez succinctement ce volet. Cependant, pour donner une représentation de ce que peut recouvrir l'économie informelle, répertorions les activités pouvant en relever : le travail au noir, certains travaux domestiques, l'économie criminelle. Carlo Triglia (2002) reconnaît trois types d'économie informelle, reprenant plus précisément celle que je viens de citer.

L'économie « domestique ou communautaire » est en règle face à la loi et permet la production de biens et services légaux à destination du cercle familial ou à un cercle d'interconnaissance plus grand (la production maraichère en est un exemple). L'économie « cachée ou souterraine » illégale permet, quant à elle, la production de biens et de services légaux, mais qui sont cachés à l'ensemble des administrations chargé de collecter les impôts.

Enfin, l'économie « criminelle » s'exerce dans un cadre illicite et propose des biens et services étant aussi interdits.

L'objet de ce livre rentre dans cette dernière catégorie. Pour autant, nous verrons que certains des acteurs de l'écosystème du *deal*, notamment les *choufs*, semblent parfois en oublier cette caractéristique illégaliste. Le trafic, visible et toléré, relativise chez les jeunes guetteurs, l'acte de transgression de la loi. L'idée qu'ils ont de leur mission à distance du produit les éloignerait de leur implication dans l'économie « criminelle ».

TROISIÈME PARTIE

L'activité de revente de stupéfiants, métier et écosystème professionnel

L'objet de cette analyse est de comprendre en quoi l'activité de revente de stupéfiants sur l'espace urbain d'un quartier prioritaire de la Politique de la ville s'apparente, à bien des égards, à une organisation et une pratique se situant dans le champ du travail. Il s'agit aussi de déterminer comment les jeunes acteurs impliqués dans cette activité perçoivent cette réalité, en recueillant leurs points de vue à ce sujet.

L'observation participante m'a permis de dégager un certain nombre d'items qui m'amènent à identifier cette activité en tant que travail, à la fois dans le discours des jeunes rencontrés, mais aussi dans l'organisation et le déroulement de la pratique du *deal*.

CHAPITRE I

Description de l'activité du travail de revente de stupéfiants

Assez simplement, le poste de guetteur ou *chouf* est annoncé lorsque l'on cherche à comprendre ce que font les jeunes. Plusieurs approches de la question, formulée oralement, m'ont été nécessaires pour tenter de l'aborder. La réalité de cette enquête s'inscrit dans un corpus non homogène : « On ne peut pas vous le reprocher, c'est la base de l'enquête ethnographique que de "faire feu de tout bois" » (Beaud & Weber, 1997).

En effet, il n'y a pas eu une question type, mais la formulation de ma curiosité que l'on pourrait résumer à « tu fais quoi là ? ». Parce que cette activité n'est pas légale et que l'idée même de l'enquête peut « refroidir » les jeunes gens approchés, il s'est agi de savoir glisser dans nos diverses conversations les éléments de mon intérêt sans qu'elles hypothèquent définitivement notre relation de confiance. À la question, « tu fais quoi ? » ou « c'est quoi ton activité ? », « quel poste occupes-tu ? », c'est donc très souvent le rôle de guetteur qui est mis en avant. Pourtant, assez rapidement, à la fois par mon observation, mais aussi par des explications plus détaillées, les jeunes m'ont décrit les différents rôles de la revente de stupéfiants qu'ils pouvaient occuper, renvoyant cette activité à un travail. L'existence de différents postes inhérents à cette pratique est évidente. Je m'appuierai sur la définition suivante du terme de poste :

> [...] à partir du moment où les institutions définissent certaines tâches ayant un rôle productif précis et les assignent de façon relativement stable et identifiée à des individus recrutés pour les réaliser, on peut alors parler de poste ou d'emploi spécifique (Tourmen, 2007, p. 16).

Cette définition évoque l'institution comme l'organisation édictant les tâches. Si les têtes de réseau du *deal* ne seraient se définir comme une institution, mais plutôt comme structure organisationnelle du trafic de stupéfiants, l'approche de Tourmen désigne bien les postes au sens où l'on peut les repérer dans cette activité.

Les postes

Le guetteur

Premier acteur visible, le guetteur ou le *chouf*[1] (comme son nom le désigne) a pour mission d'observer l'espace public pour orienter la clientèle, vérifier l'identité des personnes se présentant et alerter de la venue des forces de l'ordre. Assez spontanément, de nombreux jeunes qui acceptent de définir leur pratique nous indiquent occuper cette place. Premier niveau de travail apparent, ce rôle nous est souvent présenté comme périphérique au trafic et n'engage pas le jeune à proprement parler dans l'activité du *dealer*.

> *« C'est de l'argent facile, tu es payé pour attendre. »*
> *Loris, 17 ans*

Cette tâche semble éviter à la personne d'être directement en contact avec le produit interdit et lui permet de relativiser son implication dans le domaine de l'illicite. Le poste de guetteur n'exposerait pas cet acteur au stupéfiant et notamment la cocaïne qui pâtit d'une image négative. De là à penser que ce poste n'aurait rien à voir avec la drogue, il n'y a qu'un pas que certains jeunes franchissent. Le refoulement moral de la réalité de leur activité, pourrait-il s'apparenter à ce que Séraphin Alava appelle « une activité par omission, un déni de l'activité » (communication personnelle, jeudi 1er avril 2021) que l'on peut retrouver dans le discours de certaines prostituées qui exercent le travail du sexe en ne l'assumant pas vraiment ? D'un point de vue plus pragmatique, le guetteur vis-à-vis des contrôles de police

[1] Regarde en arabe.

peut circonscrire la justification de sa présence au fait de se promener ou côtoyer des amis.

Ce premier niveau d'engagement peut souvent apparaître comme le début d'une carrière dans le *deal*. Becker (1985) expose ce processus dans ce qu'il nomme les carrières déviantes. Plus l'individu s'engage dans une activité considérée comme déviante et plus il lui est difficile d'y renoncer. L'auteur américain identifie un acte primaire déclencheur de cette carrière. Mes observations de terrain tendent à laisser penser que le rôle de *chouf* pourrait s'y apparenter.

> *« Je fais ça depuis mes 12 ans, quand j'étais plus jeune, je faisais ça pour me payer mes habits, puis j'ai arrêté (sourire), enfin » [...] « à 18 ans, je passe le permis et j'arrête... C'est comme une drogue, y'en a qui arrêtent, qui réussissent, mais y'en a qui reviennent vite » Kévin, 16 ans.*

Un autre rôle moins lisible semble souvent le point de bascule dans cette carrière. Il n'est pas explicitement défini, mais souvent confié aux plus jeunes. Le ravitaillement en boisson et nourriture des guetteurs et revendeurs est parfois l'occasion pour les plus petits d'approcher l'univers de la revente de stupéfiants.

Le rôle du *chouf* est primordial pour permettre le déroulement du commerce de stupéfiants. Sans eux, les revendeurs ne peuvent pas faire face *aux attaques de la police* qui ont pour but de déstabiliser cette activité illicite. Une relation étroite unit ces deux postes et pouvoir s'appuyer sur des guetteurs fiables et efficaces est essentiel.

> *« Oui, voilà, si il y a plusieurs attaques et qu'ils arrivent à prendre des sacoches et à choper des keraveurs et tout, c'est sûr que ce jour-là tu vas pas être payé. Pourquoi, parce que et ben les choufs, les guetteurs, ils ont pas fait leur travail, le keraveur il a pas su fuir au bon moment, tu vois il y a plusieurs trucs... » Edgar, 27 ans*

Les motivations de prise de fonction de guetteur ont surtout à voir avec l'attrait pour de l'argent facile, l'accessibilité à ce travail, et la proximité d'un univers familier : celui de l'espace public ou semi-public (hall d'immeuble de la cité) que les jeunes côtoient depuis leur plus jeune âge. Les conditions d'accès aux postes ne sont pas trop complexes et une certaine docilité vis-à-vis des donneurs d'ordre apparaît comme la première qualité requise pour s'engager dans ce travail.

Le revendeur

Appelé aussi *keraveur* ou *kéké*, le revendeur de stupéfiants a pour rôle de remettre la marchandise à la clientèle. Il manipule les espèces, encaisse le payement des consommations. Certains disposent de drogues et liquidités sur eux, dans une sacoche, quand d'autres *terrains* ont recours à des caches, les *garavettes*, où la marchandise est dissimulée, à proximité du lieu de vente. On voit là que le travail de revendeur nécessite des outils pour être effectué. La sacoche, souvent le même modèle d'une marque de maroquinerie de luxe, constitue un des accessoires incontournables du revendeur. La *garavette* permet une autre forme de stockage et gestion du produit.

La fonction de revendeur est moins assumée. Les jeunes rencontrés se présentent fréquemment comme guetteurs alors qu'à l'évidence leur tâche s'apparentait davantage à celle du revendeur. Le discours affiché par les *dealers* rencontrés vis-à-vis du produit vendu et de la clientèle n'est pas univoque, mais on repère généralement, là aussi, un détachement et une mise à distance de l'image de la drogue vendue et de ce qu'en fait la clientèle. Lorsque c'est la cocaïne qui est proposée, les vendeurs la perçoivent comme dangereuse, « il ne faut pas y toucher » et sa revente peut poser des questions de moralité. Pourtant, comme le guetteur, le *keraveur* participe activement à la vente de ce produit. À la question « et si c'était légalisé ? » (la revente de stupéfiants) beaucoup de jeunes se positionnent fermement contre cette substance. Revendre de la cocaïne est *haram* (interdit par l'Islam). Pourtant ils la vendent et font fi de cette interdiction édictée par la morale religieuse. Exercer cette vente dans le cadre illicite reviendrait en quelque sorte à faire quelque chose sans officiellement le faire. Si l'on se réfère aux travaux de Goffman (1974) il s'agirait pour les jeunes de ne « pas perdre la face », de sauver les apparences. Donc, la perspective d'exercer ce travail dans un cadre légal se heurte à la nature du produit, en l'occurrence la cocaïne, totalement proscrite par les préceptes religieux. La légalisation des drogues (dont la cocaïne souvent citée par les jeunes, car très distribuée) n'occulterait en rien l'incompatibilité avec les règles de la religion. On peut interpréter cette posture des revendeurs comme une dénégation, faire quelque chose en pensant ne pas le faire. « La dénégation résultant en effet de la "contradiction entre la réalité subjective et objective" » (Bourdieu, 1994, p. 181-182, dans Aubel et al. 2013, p. 24).

Ces positionnements ont été émis par des jeunes d'obédience musulmane et il ne nous a pas été permis de vérifier si ce même discours pouvait être tenu par des jeunes ne se considérant pas appartenir à cette religion.

On remarque un cloisonnement entre leur activité, leur famille et une partie de leur entourage répondant à la même logique sociale des fumeurs de marijuana observés par Howard Becker (1985) en son temps.

À la question : « Parles-tu de ton activité avec les autres élèves de ta classe ? » « Non je ne suis pas fier de ça. Je ne veux pas en parler » Adam 17 ans.

Les frontières semblent toutefois ténues. Si la pratique n'est pas avouée, il semble que le jeune puisse faire semblant de ne pas y être associé et certaines familles ferment les yeux sur cet acte proscrit par la société pour garder la tête haute.

Le cannabis et la marijuana n'entrent pas dans les mêmes considérations. Tous les jeunes *dealers* en activité semblent en consommer librement, une partie de leur salaire servant à l'achat. Ces deux produits sont souvent mis en balance avec la dangerosité de l'alcool, drogue licite injustement autorisée par l'État, en comparaison avec le cannabis inoffensif selon eux. Cette comparaison s'inscrit dans un débat ancien de la légalisation du cannabis que certains candidats aux élections présidentielles assument ouvertement[1]. Sur ce point, les jeunes *dealers* sont en phase avec les questions sociétales. Certains évoquent cependant assez souvent leur dépendance au produit et un sentiment d'être prisonnier de cette consommation excessive et quotidienne.

Un malaise peut apparaître lorsque l'on évoque la dangerosité d'un des produits vendus et le risque encouru par les clients. Les données recueillies mettent en évidence l'expression d'une tentative de déculpabilisation concernant les risques que le *dealer* ferait courir à ses clients.

> *« S'ils prennent le produit, c'est pas de ma faute. Parfois, j'apprends qu'un d'entre eux est mort par un autre client » « moi je me sens pas responsable. Quand je vais au tabac, c'est pas le tabac qui me dit de venir, pour eux c'est pareil. Parfois, je leur dis passe au shit. » Fédi, 20 ans*

La cocaïne est vendue, mais perçue comme dangereuse, malsaine et rendant fou. Un jeune revendeur nous explique cependant qu'elle est aussi utilisée à des fins médicales.

> *« Les clients qui prennent de la coke, c'est leur problème » « mais y'a des clients qui prennent ça pour la douleur » — Exemple d'une maman qui a un cancer — « ça lui permet de jouer avec ses enfants, de faire passer la douleur » Zaccaria, 17 ans.*

Ce discours tendant à légitimer le recours à cette substance, est peut-être pour la personne « discréditable », le *dealer*, une manière de rendre acceptable son rôle dans la société. Il s'agit de dissimuler par le faux-semblant une identité sociale, celle du *dealer*, qui peut s'apparenter à un stigmate au sens développé par Goffman (1975). La figure du fournisseur d'un toxique interdit, constitue une identité personnelle dégradée pour laquelle il faut fabriquer des justificatifs pour en diminuer la portée. La déviance étant

[1] Légalisation du cannabis : « L'idéologie de l'interdit ne fonctionne pas », estime Yannick Jadot. Vu sur www.francetvinfo.fr le 20 avril 2021.

une affaire de relation, face à un éducateur qui, d'une certaine manière, est un représentant de l'action publique, de la loi, il est peut-être nécessaire pour le jeune d'atténuer son implication dans le *deal*.

Ce point peut donc nous questionner sur la manière dont le travail du *dealer* participerait d'une construction identitaire ? Pour Dejours (1993), une véritable quête d'identité va se construire dans l'implication de la personne dans son travail. Ce processus s'opère au travers d'une reconnaissance et d'une appartenance. Comment, dans le cas du *dealer*, cette dynamique se met en marche, avec cette activité inavouable et pour autant très visible, qui plus est, inscrite dans un collectif de travail fort ?

Mais avant d'approfondir cette réalité, je brosserai un rapide tour d'horizon des autres acteurs du *deal* nécessaires au déroulement de ce travail, mais moins présents sur l'espace public.

Le ravitailleur

> *« [...] en fait t'as un ravitailleur, c'est celui qui va chercher la marchandise dans la maison pour la ramener au truc, t'as le keraveur. Le ravitailleur en gros il fait deux métiers, il récupère les lovets*[1]*, il récupère l'argent. Quand tu vois que le mec il a vendu toute la marchandise, il se retrouve qu'avec du liquide, t'es obligé de passer pour récupérer ça. Tu récupères ça et à la fin de la journée. Le poste il ferme à minuit. Même un peu avant. Ça ferme, tu ramènes les sous à un mec. Ce mec-là, voilà tac et rebelote le lendemain c'est reparti. C'est un cycle, c'est un système d'entreprise. » Edgar, 27 ans*

Edgard nous explique précisément le poste occupé par le ravitailleur. Chargé d'acheminer la marchandise sur le lieu de vente et de récupérer les recettes de la journée pour les mettre en lieu sûr. Il ne m'a pas été permis d'identifier ce

[1] Argent en argot.

poste stratégique. Cependant, nous nous sommes interrogés, avec mes collègues, sur les allées et venues d'une personne plus âgée transportant un sac-poubelle qui ne fut pas jeté au vide-ordure, mais rangé dans le coffre d'un véhicule…

Préparation, régulation…

Les activités suivantes m'ont été expliquées par Edgard, mais mon enquête ne peut en aucun cas rendre compte précisément de leur organisation. Si ce poste ne m'a été cité qu'une fois, il fait peu de doute de la nécessité de son existence. Il s'agit des préparateurs de la marchandise. Ces personnes préparent les « pochons » de drogue pour le lendemain. Il peut s'agir dans ce cas de filles (quasi inexistantes sur les postes de terrain) qui détaillent la marchandise. Cette même marchandise peut aussi être entreposée dans un appartement de la cité chez des personnes dont la responsabilité sera de la garder, contre finance, le terme de *nourrice* est communément employé pour définir ce rôle[1].

Le trafic de drogue doit être régulé, car des « embrouilles » sont fréquentes. Concurrence d'autres vendeurs sur un terrain, tentative de vols de sacoches contenant liquidités et drogues, versement de recettes non effectué sont autant de problèmes que l'organisation doit contrôler. Ce poste peut être confié à une personne qui se chargera de régler le litige par la violence le cas échéant.

> *« T'as un poste t'es celui qui va aller fracasser les gens, pour aller… [Moi : "Pour réguler ?"] Pour régler pour, voilà. Je te dis des conneries, un mec y vient, rien à voir, il veut braquer la sacoche, et beh t'as un mec qui va déboucher, c'est qui il a fait ça ? Est-ce que t'as vu comment il était ? Le mec il va le chercher de partout. »*
> *Edgar, 27 ans*

[1] *Toulouse. Six kilos de cannabis dans l'appartement nourrice* — La Dépêche du Midi, vendredi 2 avril 2021 — source Europresse.

Cette illustration nous montre ce que l'univers du *deal* charrie comme règles de violence implicite. En d'autres termes, il s'agit d'y voir les « coûts cachés » pour le travail de *dealers* présentés par Benso (2008). Cette violence latente est aussi utilisée comme moyen de régulation. Jérôme Beauchez (2017) évoque la « descente dans l'ordinaire » de Veena Das (2007) pour explorer la rugueuse réalité du *deal* de rue. Cette activité économique utilise parfois un management autoritaire qui permet de contrôler par la force et la terreur clients et revendeurs.

D'autres postes connexes, tels que ravitailleurs de nourriture, parfois confiés à des plus jeunes comme je l'ai évoqué ou les préparatrices de repas, effectués par des femmes du quartier entrent dans l'écosystème du travail du *deal*.

Hiérarchie

Pour compléter cette description, parcellaire et incomplète, mon enquête n'ayant pas pour objet d'en détailler précisément la structuration, nous noterons que la dimension hiérarchique de ce travail est évidente. Si les témoignages des travailleurs du *deal* sont assez restreints à ce sujet, j'ai pu repérer les postes de gérant et patron, ces deux définitions pouvant quelque peu varier d'un interlocuteur à un autre. Il est probable que la place de chacun dans l'organisation ne donne pas lieu à la même perception de l'organigramme de l'entreprise de revente de stupéfiants. Ainsi, guetteurs et revendeurs n'ont peut-être pas affaire aux mêmes interlocuteurs. Toutefois les patrons, gérants, gérants intermédiaires sont cités, et plus leur niveau dans la pyramide de l'organisation est élevé, plus il les éloigne du terrain.

« Les gérants ils sont loin » Fédi, 20 ans

Les gérants s'occupent du négoce de la marchandise et délèguent à des collaborateurs de confiance la trésorerie de l'activité. Mais il est compliqué d'identifier précisément les missions de chacun en haut de l'organisation, la discrétion étant de mise et notre enquête centrée sur ce que nous avons déjà nommé les petites mains du trafic.

> *« Ouais, en quelque sorte, c'est ça. T'as celui qui va payer les employés, ceux qui ont bossé. T'as la même personne qui va mettre de l'argent de côté pour prendre la prochaine marchandise, qui va se mettre sa paye de côté. Qui va distribuer de l'argent, t'as vu les mecs quand y bossent sur le terrain toute la journée, faut les nourrir les mecs. T'as un mec qui s'occupe d'aller leur chercher à manger. En fait dans ces plusieurs postes, y'a un mec qui fait tout ». Edgard, 27 ans*

La présentation de ces différents postes laisse donc entrevoir une organisation sociale et pyramidale qui inscrit le travail de revente de stupéfiants dans un système bureaucratique de type capitaliste. Si l'accès à cette activité est simplifié, elle n'en demeure pas moins extrêmement brutale si l'on considère l'absence de filet social protégeant les travailleurs de l'organisation et les risques encourus. Peu consciente d'une forme d'exploitation qu'elle subit, l'accès à des liquidités dans l'univers familier du quartier apparaît comme un élément d'attractivité très fort pour cette jeunesse inscrite dans le travail de bas d'immeuble. Pour Beauchez (2017, p. 70), ce « capitalisme de rue » se rapproche « d'une forme pure de la relation marchande dénuée de tout encadrement légal au profit du seul code régissant l'exercice d'un commerce dominé par l'offre d'un produit et la demande des corps ».

Je propose le schéma suivant pour illustrer l'organisation du *deal* telle que nous avons pu l'observer ou du moins, en percevoir certains contours.

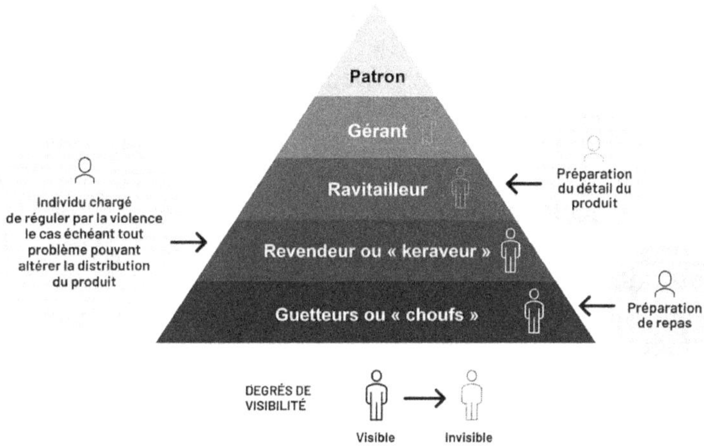

Figure 3 Organisation du deal.

Dans l'organisation de revente de stupéfiants, un certain nombre de postes sont dédiés à différents individus recrutés pour réaliser des tâches précises.

Le chapitre suivant s'intéresse aux compétences développées par les acteurs du *deal* de rue. Il s'agit aussi de comprendre comment elles servent cet écosystème.

Organisation et savoir-faire : l'écosystème du *deal*

Une organisation de ce travail et des savoir-faire sont apparus lors de mes observations. Ces deux facettes viennent confirmer l'inscription de cette activité de vente illicite dans le champ du travail et ressemblent en de nombreux points à ce que l'on peut repérer dans l'économie légale.

Cette enquête nous ayant mis quasi exclusivement en lien avec les guetteurs et les revendeurs, c'est la gestion de la clientèle qui a pu faire l'objet d'explications de nombreux jeunes.

« Le client est roi » est souvent utilisé dans le domaine de la vente et des services. L'adage n'est pas celui qui vient directement à l'esprit lorsqu'on observe l'activité de revente de stupéfiants sur le quartier. Guetteurs et revendeurs ont surtout le souci de diriger, orienter, gérer le flux des clients. Paroles ciselées et autoritaires sont fréquemment adressées au client que l'on sent à la merci de la parole du *dealer*. Il faut dire que le consommateur se sait dans une position délicate, acheteur d'un produit illicite et face à de jeunes gens porteurs d'un « capital guerrier » selon les termes de Sauvadet (2006) et qui plus est dans leur quartier. En effet, pour Sauvadet, « les jeunes des cités » sont porteurs du « stigmate de la jeunesse populaire comme classe dangereuse, porté avant eux au 20e siècle par les Apaches puis les loubards ».

Un client passe puis un autre pour de l'achat de cocaïne. Cinq minutes après, le même client revient. Il est embêté, car il aurait versé dix euros en trop à Ismaël (soixante-dix au lieu de soixante euros). S'en suit une négociation : le client « je viens toutes les semaines de C. ? Je te carotte pas. Je suis réglo. J'ai retiré soixante-dix et il me manque dix pour mon billet de train ». Il prend Mylon à témoin. Après recalcule de la liasse de deux cent cinquante euros en sa possession, Ismaël hésite. Il fait ses comptes pour évaluer si sa « caisse » est bonne. Il propose au consommateur de repasser à 18 h. (Mylon nous explique plus tard que des ristournes de moins dix euros seraient proposées sur les doses aux clients à 18 h. Mais lorsque nous évoquons cette sorte d'happy-hours du deal à d'autres jeunes quelques jours plus tard, ils réfutent l'information). Ismaël incrédule finira par donner les dix euros. Lorsque le client part, Ismaël lui dit fort devant nous : « Si tu me carottes, je te fracasse la tête ! »

Il s'agit donc de tenir la clientèle, la faire patienter, non pas avec amabilité, mais surtout avec fermeté. Une descente de police est toujours possible et guetteurs et revendeurs surveillent les « attaques » des *schmitts*. Trop de clients amassés devant un bloc peuvent attirer l'attention, alors les jeunes n'hésitent pas à rabrouer certains clients qui stagneraient. Ces derniers sont en principe pressés et les transactions sont rapides et furtives. Gérer la caisse oblige le *dealer* à un calcul mental rapide et régulier. Parfois, les consommateurs sont en manque, il faut savoir les calmer, et contenir leur fébrilité. Là aussi, la manière forte semble de rigueur.

> *« Une fois y'en a une, elle se jetait sur tout le monde, on lui a mis une balayette ! [...] on est un groupe pour le travail ! » Zaccharia, 17 ans*

Zaccharia fait référence au collectif et pour cause. Le travail du *deal* dans la cité est un effort collectif où les interdépendances sont multiples, Sauvadet (2007) en souligne la « multiplication des obligations et des protections mutuelles ». Ce soutien doit être sans failles et une communauté du *deal* s'exerce par le biais de l'utilisation des smartphones de myriade de jeunes, filmant les points stratégiques du quartier et avertissant de l'arrivée de la police ou de toute autre présence suspecte. Cette protection mutuelle s'exerce même dans les situations les plus critiques, les jeunes ayant pour consigne stricte, semble-t-il, de ne jamais donner les noms s'ils faisaient l'objet d'une garde à vue.

La personnalité du vendeur serait un atout et même si parfois l'accueil est rugueux, nous avons pu constater d'autres échanges reflétant une relation commerciale plus apaisée. Le style, au sens où Clot (2006) a pu le développer, apparaîtrait dans le travail du *dealer*.

> *Moi. : « Les clients, ils vont à différents endroits ? » Roca : « oui, (parle à et de Adam). Il a percé dans le commerce (de la drogue) ! [Rire] » Roca : « il est habitué au commerce aussi. » [sourire]*

Dans cet échange, Roca, lorsqu'il charrie son affidé, souligne les qualités déployées par Adam pour vendre sa marchandise. Juste avant, une cliente se gare. Coupé Mercedes, talons aiguille, blazer noir, la jeune femme se dirige vers les blocs. Adam la hèle par de petits bruitages gutturaux pour l'attirer. Elle se dirigera vers l'autre bloc concurrent. Adam est déçu et il semble que la cliente ne le laisse pas indifférent.

Ainsi, la relation à la clientèle varie selon la personnalité du *dealer*. Ismaël nous montre un ticket-restaurant dans sa liasse : *« je prends tout, ça, c'est pour dépanner ! »*. Il semble qu'un client, marginalisé, ait complété le payement de sa dose avec le fruit de sa manche. Beauchez (2007, p. 70) évoque les « compétences de *dealer* qui vont de l'habileté du vendeur à la gestion comptable en passant par le management d'équipe... ».

Ce commerce de rue s'exerce de différentes manières, forte ou plus douce, et l'on s'adapte aux différentes situations qu'exige ce travail. Face à une clientèle parfois en perdition, Ismaël, *keraveur*, déjà bien assuré du haut de ses quinze ans, se sent responsable de leur état :

> *« Moi je me sens responsable de ce que je vends aux clients. Y'en a quand je les ai vus trop de fois, six fois dans la journée, je leur dis non » Ismaël*

Donc si des règles communes sont à l'œuvre, on repère des comportements qui diffèrent quelque peu quand il s'agit d'interagir avec les consommateurs, de mettre en œuvre son travail. J'utiliserai la psychodynamique du travail pour aborder cette dimension. Davezies (1993) remarque que travailler nécessite souvent de s'écarter de la réalisation *stricto sensu*. Le travailleur doit ajuster, s'adapter, maquiller et mobiliser une « intelligence pratique », une « intelligence rusée ».

Lorsque Ismaël et Mylon sont face à une réclamation d'un client sur un trop-perçu de leur part, on assiste à cette « intelligence pratique, intelligence de l'action ». Si vendre des stupéfiants, c'est donner un produit en échange de liquidité, le cas que nous venons d'évoquer ne rentre pas directement dans ce schéma et les jeunes doivent imaginer une solution dans cette situation qui semblait inédite et les perturbait quelque peu.

Garder l'endroit propre revient dans les discussions avec certains *dealers*. Le commerce doit se dérouler sans trop affecter les résidents. À plusieurs reprises, la nécessité de ne pas souiller l'espace est évoquée. S'agit-il d'une consigne de la hiérarchie ? Ou, le pragmatisme des acteurs du *deal* qui savent que pour pouvoir rendre relativement acceptable ce commerce de bas d'immeuble, il est de bon ton de ne pas trop nuire au voisinage.

Ces consignes que l'on peut supposer émaneraient de la hiérarchie relativement invisible. Toutefois, certaines scènes m'ont permis d'observer une forme de management de cette activité de la rue.

Management

Cet anglicisme recouvre selon Le Robert les « techniques d'organisation et de gestion des entreprises ». Les conversations avec les jeunes font référence à la hiérarchie. S'ils ne s'étendent pas trop sur le sujet, elle est néanmoins présente et nous pouvons déceler sur le terrain certaines techniques d'organisation.

> *« Parce que là, quand tu bosses dans un terrain, tu bosses pour quelqu'un, ça veut dire t'as des supérieurs.*
>
> *Ouais sur un terrain, pourquoi ? Parce que ça, y'a de l'argent, faut pas se le cacher, y'a beaucoup d'argent, mais heu y'a plus d'amis. En fait y'a plus les liens d'amitié que t'avais par le passé, parce que l'argent ça change l'homme et comment te dire ça et beh, moi j'ai craché, pour pas briser cette amitié, pour pas en venir aux mains, moi j'ai craché sur de l'argent qui m'était dû quoi. Vas-y c'est bon, c'était ma paye, ben je m'en fous garde la, si pour toi tu m'estimes à cette somme-là, ben je m'en fous. » Edgard, 27 ans*

Des rôles intermédiaires montrent clairement que même dans la rue une hiérarchie est à l'œuvre. Certaines consignes sont édictées, ne laissant que peu de doute sur la distribution des places et des positions dans « l'organigramme » du trafic.

> *Willy, 19 ans, s'adressant à un autre jeune : « Tu quittes pas le poste ou je vais te la mettre » Le jeune lui rétorque, penaud, « mais c'est l'autre qui me dit d'y aller. » Willy (agressif) « Non tu restes ! »*

Cette volonté de Willy de recadrer un *chouf* devant nous, peut répondre à deux besoins. Montrer qu'il occupe une place de *gérant* — il évoquera le statut de gérant de barre d'immeuble, car il y réside et que c'est fort pratique, sans qu'on sache s'il fantasme ou enjolive la réalité — et certainement, d'asseoir son rôle de chef vis-à-vis du réseau de jeunes dans le trafic auquel il participe. C'est ce qu'« Erving Goffman (1973) aurait appelé la "maîtrise des impressions". Jérôme Beauchez (2017) applique cette notion aux acteurs du *deal* dans la rue, qui ont recours à ce comportement pour élaborer et affirmer une stature solide et imposante à l'égard des adversaires, mais aussi de la clientèle, puis de maintenir un personnage sans faille aux yeux des concurrents comme des clients.

Ce dernier point peut donner à voir le besoin de reconnaissance et de quête d'identité que le trafic de stupéfiants octroierait. Nous aborderons cette perspective dans le chapitre suivant.

Enfin, l'organisation sociale de l'activité transpire au travers de conversations téléphoniques de jeunes que j'ai pu surprendre. Elles révèlent que le trafic est surveillé de plus haut et que des consignes sont données pour organiser et optimiser ce commerce de terrain.

I Need A Dollar[1] : un salaire

> *"Il faut de l'argent en France, sinon t'es rien, t'as rien !" (Fédi, 20 ans, nous explique fréquemment cela, comme un leitmotiv obsessionnel). "C'est pas l'Algérie ici."*

"Toute peine mérite salaire", ce proverbe, s'il souffre la discussion, s'applique néanmoins parfaitement à l'activité du *deal.* "Le rapport à l'emploi recouvre le champ contractuel (contrat à durée déterminée, intérim...) et salarial (rémunération, convention collective) des individus et collectif établi avec leur employeur" (Gaviria & Mélo, 2018). Ce chapitre concernera donc bien le champ du rapport à l'emploi.

Travailler sur un *terrain* implique donc aux jeunes de respecter une hiérarchie, accepter un lien de subordination qui est rarement évoqué et honorer un certain nombre de règles imposées par l'organisation de la revente de stupéfiants. Nous en avons exposé les plus visibles. Les horaires en font partie. Si l'ouverture de ce commerce n'est pas homogène, certains lieux "ouvrent" à partir de 9 h 30 accueillant une clientèle, qui parfois fait ses courses avant d'aller au travail ? La plage horaire à effectuer est variable, huit heures, dix heures, seize heures, ce qui peut dans certains cas embarquer les petites mains du trafic dans des semaines de soixante-dix heures...

Les jeunes ne sont pas payés à la commission et reçoivent un salaire fixe distribué à la journée, à la quinzaine, voire au mois. Ils occupent la place d'employé et s'il existe un "entrepreneur de la rue" (Beauchez, 2017, p. 62), ou un entrepreneuriat du *deal*, mon enquête a pu constater que les jeunes gens rencontrés sont eux embauchés par une organisation. Edgard, qui a pu exercer cette activité en "indépendant" ou comme employé, nous expliquera que le versement du solde en fin de mois a été mis en place par les patrons pour tenir les jeunes sur le terrain.

---

[1] I Need A Dollar – Aloe Blacc (2010).

"Non, en fait, ça dépend, de la disponibilité de la personne. T'as des petits leurs darons[1]*, ils viennent les récupérer sur le terrain. Et, en fait généralement, tellement il y a eu des carottes. T'as des mecs, ils sont venus, ils ont bossé la journée, mais ils sont pas revenus le lendemain tu vois parce qu'ils ont eu leur paye de la journée. Et, des fois ça se fixait à un mois, ben vas-y tu bosses un mois, si tu bosses un mois t'as un mois de salaire." Edgard, 27 ans*

Lorsqu'un guetteur toucherait soixante euros pour huit heures de travail, un revendeur pourrait toucher jusqu'à deux-cents euros pour une prise de poste de dix heures. Si l'on ramène ces salaires au monde du travail légal, le guetteur ne perçoit pas le SMIC horaire net (8,11 €[2]) quant au revendeur beaucoup plus exposé au risque encouru, d'un point de vue judiciaire et à cause d'éventuels démêlés avec la concurrence et la hiérarchie, percevrait lui deux fois le SMIC.

Il s'agit d'avancer ces chiffres avec prudence, ces informations étant seulement déclaratives. Par ailleurs, sur un même quartier où existe une multitude de points de vente, les micro-organisations peuvent proposer différentes modalités de rémunération et de revente. Ainsi, nous avons pu recueillir des témoignages de jeunes se présentant comme guetteurs – leur ancienneté et gestion de l'endroit ne semblant pas les cantonner à ce seul rôle – qui évoque des postes ouverts de 10 h à 2 h du matin, tous les jours et permettraient l'obtention de salaire de 6 000 euros mensuels pour un *chouf* ! La somme paraît colossale, mais il faut la ramener aux horaires effectués, soit seize heures par jour, et ce, tous les jours du mois. Si l'on tente de rapporter ce gain dans l'économie légale, on dépasse, là aussi, laborieusement, le SMIC sans le bénéfice des congés payés et de tous les acquis sociaux.

---

[1] Père en argot.

[2] Montant net au moment de l'enquête réévalué à 8,58 € – Source www.service-public.fr.

Certains jeunes évoquent l'obtention de primes si le passage des forces de l'ordre est plus intense et complexifie le déroulement du commerce.

Si le poste de revendeur en bas de l'échelle de "distribution" peut sembler rentable, cette activité n'est pas pérenne :

> Les risques d'interpellation par les forces de l'ordre et de condamnation par la justice représentent une sortie forcée du marché du travail et donc une perte de revenu » [sans compter] « l'absence de régulation par le droit commercial, droit de la concurrence, et droit prudhommal » pouvant déboucher sur les violents règlements de compte (Ben Lakhdar, 2012).

Néanmoins, certains jeunes s'engagent quand même dans cette voie, durablement, en essayant d'économiser des gains, qu'il semble compliqué de réinjecter dans l'économie légale. Tout l'enjeu est de savoir « coffrer » les salaires touchés, c'est-à-dire les épargner. Ce qui n'est pas le plus simple, témoigne un jeune rencontré. Des moyens paraissent exister pour blanchir ces fonds. Il s'agit par exemple de trouver une personne respectable qui ouvrira une affaire avec les fonds issus du trafic. Mais cet exercice est risqué, car « en matière de lutte contre le trafic de drogues [...] la saisie des avoirs criminels est devenue un outil prioritaire de lutte » (Ben Lakhdar, 2012). Le décret du 11 mars 2014 renforce cette logique en transformant l'intitulé de la MILDT[1] en MIDELCA signifiant « Mission interministérielle de la lutte contre les drogues et les conduites addictives ». Il élargit les compétences de cette instance de coordination interministérielle de politique publique sur l'ensemble des substances psychoactives et des conduites addictives, mais acte aussi son inscription dans le domaine de la lutte contre les trafics. La saisie des avoirs criminels est un outil déployé, ainsi « la loi du 6 décembre 2013 relative à la lutte contre la fraude fiscale et la grande délinquance économique et financière [*étend*] la peine de confiscation générale du

---

[1] Mission interministérielle de lutte contre la drogue et la toxicomanie MILDT – Décret n° 96-350 du 24/04/1996.

patrimoine aux personnes morales en cas de condamnation pour blanchiment[1]. »

Ce « coussin » de liquidités serait un moyen de préparer l'avenir, passer le permis ou avoir un capital financier pour débuter dans la vie.

« Pour commencer dans la vie, si j'ai une femme et puis un enfant, il me faut la sécurité, l'argent. 100 000, 200 000 euros. Pour ne pas dépendre d'un patron pour 1600 euros. Là, je passe le permis, après je passe à autre chose. » Fédi, 20 ans

Fédi m'annonce des sommes conséquentes sans qu'on mesure bien s'il s'agit d'un idéal, d'un objectif ou d'un rassemblement de fonds qu'il pense réellement atteignable. Je le vois régulièrement en travail de rue et sa préoccupation, pour constituer un capital, est récurrente. Il évoque souvent sa sortie du business comme imminente, c'est un leitmotiv, mais la réalité de terrain ne me confirme pas cette trajectoire. La première fois où je l'ai rencontré, plusieurs années en arrière, il refusait catégoriquement de me parler et arborait une attitude de défiance quant à ma présence et celle de mes collègues sur le terrain, une sorte de mise en garde implicite. Au gré des rencontres, peut-être rassuré par ses acolytes du *deal*, son discours s'est adouci et il lui est arrivé de se livrer en traduisant certaines de ses angoisses concernant son « entrée dans la vie ».

[1] Vu sur http://www.justice.gouv.fr/ le 2 mai 2021.

En résumé...

Mon approche ethnographique dans la lignée des travaux de Becker et de l'interactionnisme montre que l'activité de vente de stupéfiants ou *deal* s'inscrit à plusieurs égards dans le travail.

Les jeunes rencontrés et observés occupent un certain nombre de postes ou de tâches (guetteurs, revendeurs, ravitailleurs, gérants, patrons...), qui peuvent évoluer selon l'engagement des individus. Les rôles de guetteurs et revendeurs étant interchangeables. Menger (2013), en s'appuyant sur les travaux d'Hugues, expose que :

> [...] c'est [la] variabilité des tâches et de leurs qualités respectives qui conduisent à concevoir les spécialisations et les hiérarchies professionnelles... Elle fournit la matrice d'intercompréhension des acteurs, qui doivent effectuer un ensemble de tâches qui comporte toujours, mais en dosage variable, des boulots valorisants, routiniers et ingrats (*Ibid.*, p. 226 dans Perrenoud, 2013).

Des compétences spécifiques des acteurs du *deal* que l'on peut relier à certaines tâches sont à l'œuvre et nous renvoient à « l'intelligence rusée » que chaque travailleur développe comme le souligne (Dejours, 1992), pour pallier les carences de l'organisation du travail.

Les éléments suivants confirment que cette activité se situe dans l'univers de l'organisation du travail :

- Hiérarchie plus ou moins visible[1]
- Forme de salariat
- Management autoritaire ayant recours à la violence si cela s'avère une condition au bon déroulement de ce commerce (Beauchez, 2017)
- Organisation du travail (horaires, équipes tournantes, signalisation commerciale), Relation commerciale avec les consommateurs, en d'autres termes la clientèle.

[1] Voir figure n° 2.

CHAPITRE II

Un travail d'un autre genre : élément d'analyse pour comprendre l'entrée dans le *deal*

Reprenons donc notre interrogation concernant la quête d'identité (Dejours, 1993) que pourrait quand même permettre ce travail, alors qu'il renferme des aspects négatifs : conditions de travail dégradées, dangerosité, immoralité. Nous chercherons aussi quelles sont les motivations qui encouragent les jeunes à persévérer dans cette carrière (Becker, 1985).

Le *deal* : une déviance refuge ?

L'engagement des individus dans la revente de stupéfiants dans l'espace public de la cité peut débuter tôt. Nous l'avons déjà dit, la proximité et la dimension coutumière de cette pratique la rendent attractive pour les jeunes garçons traînant dans la cité. Issus de familles nombreuses, beaucoup vivants en appartement densément habité, les enfants utilisent la surface bitumée comme espace de socialisation. Ils perçoivent cette activité comme une norme de la cité et les jeunes hommes qui l'exercent leur renvoient une image de virilité, décontraction et toute-puissance séduisante :

> La situation de domination et d'exclusion dans les quartiers a largement contribué à « la valorisation populaire de la force physique comme dimension fondamentale de la virilité » (P. Bourdieu, 1979, p. 447), dans un contexte où l'exercice de la force et de la dureté reste un moyen fiable de construction positive de la face personnelle (Moignard, 2008, p.45).

Il est vrai que cette existence à la croisée du jeu, de la liberté et de la rébellion, réinjectée dans les clips de rap et sur les réseaux sociaux frappe l'imaginaire de la jeunesse.

Notons que l'imagerie des médias est un concentré des moments forts et qu'à certains égards, elle démultiplie une réalité, certes pleine d'aspérités, mais dont le quotidien est parfois plus morne. Le phénomène n'est pas nouveau, c'est une des forces, notamment de la culture hip-hop, issue de la rue et des quartiers populaires, de faire corps avec les aspirations de la jeunesse. Le champ lexical de beaucoup d'adolescents de France se réfère à la culture de rue alors que rares sont ceux ayant déjà traversé un Quartier Prioritaire de la Politique la Ville. Pour autant, la jeunesse des cités investit les centres-villes, le quartier des Halles pour Paris, la rue Saint-Rome à Toulouse, pour se livrer au consumérisme, permettant une factice mixité sociale. On comprend qu'un jeune garçon de la cité soit le premier spectateur patenté de ces bandes investissant les halls d'immeuble et la rue. Ainsi, deux réalités locales se côtoient. Le foyer parfois précaire de jeunes, contigu à un espace promettant de l'argent facile, la « zone stupéfiante » (Beauchez, 2017). Ces deux espaces n'ont parfois que la cage d'escalier comme corridor de délimitation. Cette proximité va donc certainement être le déclencheur d'une carrière (Becker, 1985) dans la délinquance et plus spécifiquement dans la revente de stupéfiants. Benjamin Moignard (2008) remarque que la délinquance juvénile ne peut se résumer à un acte « asociale », mais qu'elle prend racine dans un maillage de sociabilité, que les jeunes investissent pour les opportunités qu'elle procure.

On constate une forme de honte de certains jeunes à demander de l'argent à leurs parents pour jouir des produits de la société de consommation.

> *« … je ne lui demande pas d'argent (à mon père). J'ai commencé jeune (le trafic), mais avant, je faisais quelque chose que je ne veux pas vous dire… » Dylan, 18 ans.*

Lors de cet échange, Dylan nous dit que, très jeune, il ne supportait pas de ne pouvoir accéder aux produits de consommation tels des habits de marque, un scooter… Le *deal* lui a permis cela, même s'il reconnaît qu'il y a beaucoup de risques. Il ne faut pas minorer la surexposition des richesses dans notre structure sociale contemporaine, société de consommation proposant toujours plus de produits. La création des supermarchés dans les années 60, 70, va être en ce sens l'avènement de l'exposition des convoitises dans une société où tout le monde n'a pas les moyens de se les procurer (Houte, 2021)[1]. Cinquante ans plus tard, les inégalités sociales perdurent, les jeunes des quartiers populaires en étant passablement les victimes, et la tentation des produits de consommation est toujours plus pressante grâce aux canaux de diffusion plus performants et imbriqués dans nos journées.

L'adhésion à un groupe déviant va permettre l'acquisition d'une identité — en l'occurrence jugée déviante (Journet, 2009) — et l'accès aux biens manufacturés. Ces deux motivations se rejoignant certainement. Si l'on considère que pour exister dans le système néo-libéral, il s'agit d'avoir accès aux symboles vestimentaires (marques de vêtements) ou technologiques (smartphone, casques) que l'on peut investir pour façonner son image. Il existe alors une tension pour appartenir au groupe — dont les codes ne sont pas en opposition avec le système capitaliste de consommation — en défiance avec les règles et lois de la société. Les jeunes se nourrissent des codes de la société de consommation pour « être », tout en adhérant à un groupe de pairs, surinvestissant ces mêmes codes, mais en rupture avec les règles de la société. Le *deal* permet de « sauver la face » (Goffman, 1973) en « [...] s'appropriant les attributs statutaires de l'excellence juvénile (marque de vêtements...) » (Mauger, 2019, p. 64).

Vincent Benso (2018) analyse ce recours au groupe déviant pour sa substance sociale, la singularité du trafic, octroyant à ces jeunes hommes un statut de respectabilité valorisant leur égo.

Notre terrain d'enquête confirme l'existence d'un univers exclusivement masculin du monde du *deal*. Cet entre-soi de jeunes hommes de la cité exacerbe le sentiment d'appartenir

---

[1] *Biens ou pas bien : une histoire de la propriété*, avec Arnaud-Dominique Houte (franceculture.fr).

à un groupe fort, solidaire dans l'adversité avec les forces de l'ordre, d'avoir un camp à « défendre » face à un extérieur, l'au-delà de la cité, le monde des « Français ». Le verbatim suivant illustre comment l'activité de revente de stupéfiants serait, sur le terrain, une affaire de « mâles ».

Moi : « Et les filles, est-ce qu'il y en a qui font ça ? » Fédi : « Non, ça existe pas. J'ai jamais vu ça ici. Sauf des filles, des gitans. Elles font une soirée et on les revoit plus. » Fédi, 19 ans

Cette composante identitaire aurait valeur de refuge pour des jeunes qui par ailleurs présentent une estime personnelle dégradée. Beaucoup d'acteurs de cette activité traversent une scolarité fragile et chaotique. Lorsqu'on leur parle de l'école, les jeunes évoquent souvent un rejet de l'institution, une désertion. La projection en termes de sens dans leur trajectoire d'insertion professionnelle est absente de leur discours. Une tension apparaît en ce qui concerne le lien de subordination avec l'enseignant.

« Je suis en CFA à Muret, mécanique. J'aime pas qu'on me donne des ordres. » Une collègue : « mais dans le travail il y a toujours des ordres ». *« En atelier méca ça va, mais c'est les cours » Ismaël, 15 ans*

Leur inscription dans le système scolaire ne tient qu'à un fil, et même pour Edgard, 27 ans, bon élève jusqu'au bac, l'échec de son entrée en BTS résonne douloureusement dans son récit.

« [...] franchement j'ai déjà vu des trucs de fous, donc, t'as, moi, j'ai déjà postulé pour des BTS, si j'ai postulé, j'ai envoyé des CV. Je suis allé démarcher. J'ai jamais eu de réponses positives. Mais franchement c'est un truc qui te démoralise. Tu te dis pourquoi moi, alors que j'ai les compétences pour. Je peux le faire, pourquoi vous me faites galérer. Ça veut dire, je te mens pas, ils vont donner plus d'importance à un mec qui s'appelle Sébastien qu'à un mec qui s'appelle Karim, Yliès. C'est

malheureux à dire, c'est dommage, c'est la réalité des choses » Edgard, 27 ans

Cette confrontation à une scolarité qui exclut plus qu'elle n'ouvre de possibles renforcerait cette carrière (Becker, 1985) dans le trafic de stupéfiants qui *a contrario* ouvre des opportunités de rémunération rapide, d'appartenance à un groupe et de construction d'une identité. Le sociologue américain s'appuie sur cette notion pour comprendre la trajectoire sociale de l'individu déviant. Les interactions avec les autres individus investissant cette délinquance vont préparer l'intégration du néophyte et lui permettre de maîtriser les conventions et les références du milieu déviant, notamment les faux-semblants à mettre en œuvre pour camoufler l'activité et échapper à la sanction.

En ce sens, la notion de refuge me semble définir pleinement le recours à cette activité illicite. David Le Breton (2012) explique que l'école va exposer le jeune à une éducation propre à la classe moyenne, en rupture avec ses références familiales. Tiraillé entre deux visions du monde, il vivra une forme de conflit de loyauté et rentrera dans une opposition avec l'institution scolaire. Ne pouvant choisir ni l'une ou l'autre culture, ou les concilier, la délinquance et notamment le *deal* se présente comme une voie accessible qui permet d'acquérir un capital financier nécessaire au train de vie de la classe moyenne tout en investissant les codes ethniques et virils du quartier. Ces derniers ne correspondent pas précisément aux valeurs familiales, mais s'inscrivent dans certaines traditions culturelles.

Si l'école n'est pas porteuse d'espoir, les jeunes rencontrés ont, en revanche, tous, le souhait d'obtenir le permis. Travailler dans le *deal* serait le moyen de financer ce « passeport » pour un travail licite même si certains se défendent d'utiliser cet argent sale à de telles fins. Pouvoir conduire, c'est pour beaucoup d'entre eux, la possibilité d'être chauffeur-livreur, notamment pour une grande enseigne de commerce en ligne, encore américaine. Cette activité, pour laquelle il est demandé d'aller vite, seul, au volant d'un camion de livraison, souvent effectuée par d'autres jeunes du quartier, remplit certains critères du métier accessible et acceptable. Le passage du permis correspond aussi avec la majorité, et ces deux rendez-vous marqueraient pour les mineurs engagés dans le *deal*, un couperet symbolique, sonnant la fin de l'activité illicite. Hélas, l'anniversaire ne suffit pas à désengager beaucoup de jeunes qui continuent à *dealer* après leurs dix-huit ans.

Mon étude s'est concentrée sur les jeunes inscrits dans la revente de stupéfiants. L'utilisation de cette focale ne doit pas homogénéiser les trajectoires et pratiques sociales à l'ensemble des jeunes du quartier. Beaucoup de garçons investissent le bas d'immeuble comme espace de socialisation sans que pour autant ils participent au trafic de stupéfiants. Néanmoins, on ne peut pas considérer qu'ils soient totalement extérieurs à cette pratique, la côtoyant de près et régulièrement. Force est de constater que la revente de stupéfiants infuse la vie sociale du quartier.

Si la dimension identitaire que procure l'entrée dans l'activité du *deal* existe, peut-on aussi repérer un élément de représentation commun du travail perçu par ces mêmes jeunes ?

Le travail, une valeur sociale

Cette enquête utilise l'ethnographie en référence à l'interactionnisme, pour autant l'objet d'étude, à savoir l'activité de vente de stupéfiants comme forme de travail, permet d'entrevoir les représentations sociales du travail, du point de vue des jeunes, groupe social déviant au sens *beckérien*. L'un et l'autre champ s'avèrent être donc en interconnexion.

Lors des entretiens avec les jeunes, le travail licite est reconnu, et même si certains peuvent avoir un ressenti négatif envers les patrons, une notion de centralité se dégage dans la place qu'il occupe chez eux. Un rejet du travail comme contrainte peut-être exprimé, mais il apparaît comme quelque chose de nécessaire et il n'est jamais annihilé. De même que les jeunes *dealers* surinvestissent le consumérisme pour exister et affirmer leur identité, ils envisagent leur vie future en travaillant « honnêtement ». En ce sens, ce groupe déviant jeune est en décalage avec le refoulement qu'exprimait une « autre » jeunesse. Je pense à celle se référant au mouvement punk qui par son « no future » exécrait les symboles de la société de consommation et toute forme de normalité comme le travail : « à la fin des années 1970 [...] dans toutes les villes de France des groupes ont ainsi incarné ces modes de vie forgés sur l'asphalte des rues qu'ils ont érigées en héroïnes d'une contestation publique de la « société instituée » (Castoriadis 1975, dans Beauchez, 2014).

Par ailleurs, Matza dans *Becoming deviant* (1969) expose que le déviant n'est pas en opposition avec les valeurs conventionnelles de la société. Les jeunes n'expriment pas un rejet de la société de consommation et le travail apparaît comme une valeur sociale. En reprenant les travaux de David Le Breton (2012) sur Matza, on peut considérer qu'ils s'arrangent avec la loi en trouvant des justificatifs de circonstances à la transgression de cette dernière à un certain moment de leur vie. Par exemple, l'argument défendant que si ce ne sont pas eux, ce soient leurs *alter ego* qui le feront est souvent avancé. Une forme de banalisation de l'acte de revente de stupéfiants le transforme en une activité comme une autre. Ce processus de « neutralisation morale » fait partie des acquisitions nécessaires au « métier » de délinquant. Pour autant, les règles sociétales constituent une boussole dans leur existence avec laquelle ils ne semblent pas vouloir rompre.

Des éléments de discussion laissent entrevoir une passerelle et un lien entre l'exercice de cette activité illicite et le travail légal. À la question « et si c'était légalisé », il m'est répondu de manière quasi systématique que cela n'est pas possible au regard du caractère immoral que représente la substance vendue, notamment la cocaïne. J'ai observé aussi un discours unanime sur le fait que les jeunes ne feront pas cela toute leur vie. Pour certains, je l'ai dit *supra*, le passage du permis de conduire est une étape de désengagement de cette activité. Le corollaire de cette projection dans un futur plus lointain se résumant à « je ne ferai pas ça toute ma vie » peut dans certains cas être une vision de la nécessité d'avoir un travail pour exister socialement, subvenir au besoin de sa famille. Cependant, une récalcitrance au lien de subordination corrélé au salariat encouragerait certains à acquérir un statut d'autoentrepreneur.

Les représentations du travail évoquées chez les jeunes impliqués dans l'activité de deal

Cette recherche n'avait pas pour ambition de centrer son objet sur les représentations du travail chez les jeunes rencontrés. Cependant, au long des discussions et à la question « Pourrais-tu me dire le travail idéal pour toi ? » j'ai pu repérer que le travail légal était avancé comme un objectif à atteindre.

Sur les quinze jeunes rencontrés, aucun n'envisage une carrière dans le trafic de stupéfiants. La méthodologie employée s'avère insuffisante pour percevoir si un effet de masquage est à l'œuvre en ce qui concerne un engagement dans le trafic de stupéfiants envisagé comme une voie possible. L'effet de masquage est un processus qui consiste à ne pas évoquer ou à ne pas exprimer certains éléments de connaissance propre à un champ de représentation (Moliner et Guimelli, 2015).

Sur les quinze jeunes répertoriés dans l'enquête, six ont évoqué la notion de travail en donnant des indications sur la représentation qu'ils en avaient et deux ont répondu précisément à la question « Pourrais-tu me dire le travail idéal pour toi ? ».

- *« Quand j'étais petit, je voulais être footballeur pro » Arsen, 18 ans*
- *"Moi être autoentrepreneur. Avoir sa petite boutique, tu vois, un petit kebab, une petite pizzéria. Malgré qui ait (sic) des taxes, c'est de l'argent propre, c'est de l'argent que t'a gagné par la sueur de ton front. Euh, tu l'auras mérité... " Edgard, 27 ans*

Arsen, dix-huit ans, qui occupe un poste de guetteur, fait référence à un métier en lien avec l'élite sportive, à savoir le football professionnel. Cette activité, très répandue chez les jeunes rencontrés, est souvent citée comme espoir de réussite sociale. Des aléas de la vie, comme les blessures, peuvent être présentés pour expliquer la rupture d'un engagement dans la carrière sportive. De tous les jeunes rencontrés, c'est le seul qui, à la question : "Si ce travail était légalisé, comment verrais-tu la chose ? (Question n° 3)", envisageait cette possibilité avec intérêt.

« Je verrai les choses autrement. C'est pas bien pour l'État. »

Moi : Pourquoi ce n'est pas bien pour l'État ? Je lui propose une reformulation : il considère que pour l'État c'est dangereux.

« Oui. Ce serait bien pour les sous. Plus facile à faire »
Arsen, 18 ans

Edgard, vingt-sept ans, est sorti de l'organisation du trafic. Il s'est éloigné de cette pratique pour des raisons axiologiques, considérant que les gains obtenus par l'intermédiaire du trafic n'étaient pas respectables. C'est un ancien consommateur de cannabis qui a préféré rompre aussi avec cet usage jugé trop onéreux. Il envisage un travail légal, mais sous le statut d'autoentrepreneur, pour être, selon ses termes, son « propre patron ». Son extériorité à l'organisation du *deal* et son ancienne expérience dans le « milieu » lui permettent d'avoir un regard critique sur cette pratique. De toutes les personnes rencontrées, c'est le seul à pointer la contrainte de subordination à laquelle le revendeur, le guetteur sont soumis.

"J'ai, comment te dire ça, j'ai j'ai bossé dans un terrain, un terrain bon qui, qui franchement ça faisait des 30, 40 000 € par jour hein, c'est des grosses sommes !

Moi : Ça c'est sur une barre d'immeuble en gros ?

Ouais, ouais c'est un bâtiment, je connaissais moi, je connaissais les chefs de réseau et tout, tu vois, en fait t'as plus de facilité à te dire ça va être plus facile de travailler dans une PME comme ça qui fait autant de sous, et en fait c'est dur t'as pas de facilité, moi j'ai bossé avec des collègues à moi et au jour d'aujourd'hui je regrette de pas avoir continué à bosser qu'avec N. (associé), dans ma dynamique, à mon compte." Edgard, 27 ans

Il conçoit sa stabilité sociale grâce à un travail, mais pas dans le cadre du salariat. La notion de travail est envisagée comme une activité nécessaire et associée à la notion de pérennité. Il évoque la perspective d'avoir une famille.

« Moi, je peux pas me dire si demain je me marie et que j'ai des enfants, que mes enfants, ils vivront de la drogue, qu'ils vivront de cet argent-là. » Edgard, 27 ans

Lorsque les jeunes évoquent leur futur, la notion de couple et de famille est souvent mise en avant.

Ainsi, une vie établie impliquerait la stabilité du travail légal. Pour définir le travail, Willy, dix-neuf ans, tient ces propos :

« C'est se réveiller le matin à la même heure. C'est régulier. » Willy, 19 ans

S'il fait partie des jeunes pour qui la légalisation est inenvisageable, car le produit vendu est *haram*, il pense que sa sortie du trafic sera impérative pour des raisons affectives.

« J'arrêterai quand j'aurai une femme et qu'elle voudra que je sois à la maison » Willy, 19 ans

Le *deal* est donc perçu comme source d'instabilité incompatible avec des projets à plus long terme. Quant au travail légal, il est gage d'équilibre personnel et de constance. Pour autant, le jeune homme évoque des difficultés concernant le lien de subordination avec un chef. Titulaire d'un CAP en plomberie, ses expériences de travail passées en tant qu'apprenti sont négatives.

Ce rejet de la subordination apparaît aussi dans le discours d'Ismaël, quinze ans, qui exprime son rejet des ordres que pourraient lui donner les professeurs de son lycée professionnel. Il tempère ses propos lorsqu'il s'agit d'en recevoir dans le cadre de l'apprentissage du travail. Pour Fédi, dix-neuf ans, il est inenvisageable de dépendre d'un patron et il est préoccupé par la stabilité financière nécessaire pour s'engager dans une vie de famille.

Il est vrai que la pratique du *deal* paraît s'exercer dans un sentiment de relative liberté (qu'on peut interroger au regard des exigences qu'implique le deal de rue), en opposition au travail légal qui répondrait à une situation de contrainte (Joule & Beauvois, 2014).

Cette tension entre une scolarité nécessaire et l'orientation vers un travail est exprimée par Roca, dix-huit ans.

> *« Faire une formation, retourner à l'école pour écouter des cours qui te saoulent... J'ai mon plan, resto rapide »*
> *Roca, 18 ans*

Comme je l'ai déjà noté précédemment, le permis de conduire est fréquemment évoqué comme étant la qualification indispensable pour envisager un travail légal.

À la lecture de ces témoignages, on peut dégager une forme de centralité du travail comme vecteur d'insertion dans la société ou tout au moins pour se projeter dans une vie de famille. Aucun jeune n'a exprimé un rejet total du travail comme activité.

Le dossier thématique d'Agora débats/jeunesses (Gaviria & Mélo, 2018) proposant d'explorer les rapports au travail des jeunes non-diplômés corrobore les données récoltées par mon enquête. Sur les quinze jeunes rencontrés, hormis Edgard vingt-sept ans, bachelier et Willy, dix-neuf ans, titulaire d'un CAP, aucun des jeunes ne pouvait mettre en avant un diplôme. Si certains étaient toujours scolarisés en lycée professionnel, leur chance d'aboutir à l'obtention du Bac semblait compliquée de leur propre aveu. Leur engagement dans le *deal* affecte lourdement leur implication dans la scolarité. D'autres jeunes ont quitté le système scolaire dès la troisième. Le qualificatif de « jeunes sans diplôme » pourrait correspondre globalement aux trajectoires des individus observés. Les auteurs du dossier notent que les jeunes non-diplômés ne sont pas opposés au travail, mais souhaitent « avoir un boulot » et réaliser leurs vies. Cet objectif les amène à des trajectoires sinueuses, *step by step*, en acceptant jusqu'à un certain point les stages, les situations instables, le statut d'autoentrepreneur...

Néanmoins, le lien de subordination dans le cadre du salariat pose un problème et certains jeunes semblent à la recherche d'alternatives pour échapper à ce format (auto-entrepreneuriat, épargne des gains du trafic). « Des enquêtes ont déjà souligné que le travail ne perd pas sa valeur aux yeux des jeunes sans diplôme, mais que la dimension instrumentale tend à prendre chez eux une plus grande importance » (Vendramin, 2007, dans Gaviria & Mélo, 2018).

Les jeunes exprimeraient « ainsi un rapport de proportionnalité entre des contributions et des rétributions, à l'origine possiblement de sentiments d'injustice et/ou d'exploitation » (*Ibid.*).

Enfin, nous avons pu percevoir la représentation du travail énoncée par ces jeunes ; il semble que vie professionnelle et vie personnelle constituent une équation dans leurs discours. La nécessité du travail est souvent imbriquée dans la perspective de vivre en couple et d'avoir des enfants. Sans qu'il y ait rejet du travail en termes de valeur sociale, une difficulté à accepter le salariat dans sa dimension hiérarchique à laquelle le travailleur est contraint, encouragerait les jeunes à devenir travailleurs indépendants par défaut[1] ou à envisager le travail sous l'angle de l'ubérisation[2], moins aliénant à leurs yeux. Ce dernier choix n'est pas sans poser

---

[1] *En banlieue, autoentrepreneur faute de mieux, par Hacène Belmessous* —Le Monde diplomatique, 2017 — Source Europresse

[2] Remise en cause du modèle économique d'une entreprise ou d'un secteur d'activité par l'arrivée d'un nouvel acteur proposant les mêmes services à des prix moindres, effectués par des indépendants plutôt que des salariés, le plus souvent via des plateformes de réservation sur Internet. Vu sur Larousse.fr, mai 2021.

question lorsqu'on sait que « les travailleurs [de l'économie collaborative] sont tombés dans une forme de dépendance extrême à l'égard de ces plateformes qui les utilisent, qui les instrumentalisent, qui les exploitent [entraînant] des conditions de travail extrêmement dégradées... ». (Méda, 2021[1])

Je conclurai en citant les travaux de Mauger (2019, p. 62) dans « Jeunesses populaires et jeunesse de rue » qui offre une indication quant à l'inadéquation de cette jeunesse vis-à-vis de certaines exigences du travail :

> [...] l'écart s'est creusé entre la culture de rue et ses valeurs de virilité et les dispositions requises dans le secteur tertiaire [...] ou même dans l'usine moderne. [...] Le sens commun du travail « en col blanc » est étranger aux jeunes de cité et leur sens de la dignité dans le contact interpersonnel (le refus de la subordination) est peut-être encore plus inadapté que leurs capacités professionnelles.

Une expérience identitaire douloureuse

Si Matza (1969) considère que les valeurs conventionnelles de la société peuvent correspondre au déviant, nous avons pu repérer un discours en opposition avec l'État transparaître chez certains jeunes. Le groupe social des jeunes impliqués dans le *deal* me paraissait être le contre-pied du positionnement de certaines jeunesses contestataires en rupture avec la société (ex. : les punks). Mais il exprime une forme de contestation dans un autre registre. Beaucoup de jeunes considèrent que l'État serait l'organisateur de leur condition de vie dégradée, et même de l'organisation du *deal*. Il serait aussi responsable de l'islamophobie.

---

[1] franceculture.fr — *Ubérisation de l'économie : les limites d'un modèle.* Les Matins, avec Frédéric Fréry et Dominique Méda — Mardi 21 mars 2021.

À la question « pourquoi les gens imaginent les jeunes en pieds d'immeubles comme des personnes dangereuses, délinquantes » : « Mon explication, c'est à cause des médias, le gouvernement. On est en guerre, mais vous ne le savez pas. Ils en veulent aux musulmans. C'est écrit dans le Coran, il y aura une guerre contre les mécréants, mais pas vous. » Dylan, 18 ans

Dylan, d'obédience musulmane, porte dans son discours les valeurs de la religion au premier plan et il exprime fréquemment un malaise vis-à-vis d'une information médiatique et gouvernementale qui serait tronquée. L'étude de la représentation sociale de l'État requerrait une enquête plus fine. Il est mal aisé de discerner dans le discours de certains jeunes, ce qui résulte du poncif énoncé spontanément, ou si, leurs sources d'informations, constituées d'un agrégat d'éléments peu fiables, les amènent à une perception biaisée.

On peut aussi voir dans cette opposition à l'État, grand organisateur de la désorganisation[1], le déni de responsabilité défini par le courant interactionniste et notamment Matza (Le Breton, 2012) qui permet au déviant de dissoudre sa faute en prétextant que des facteurs extérieurs ont influencé ses actes. Le postulat des travailleurs sociaux — l'auteur évoque la philosophie du *Child Welfare* — qui considère que l'enfant auteur de faits délinquants subit les effets d'un contexte néfaste, apporte des éléments de justification dont certains jeunes sauront se saisir.

Si l'État est responsable notamment du *deal* alors quel rapport ou quelle perception les jeunes ont des patrons du réseau ? Ces derniers, seraient-ils des agents de l'État ? Je force volontairement le trait de cette logique qui s'inscrit dans une vision conspirationniste du monde. Sans que mon

---

[1] « Version américaine de l'anomie. Associée à la notion de démoralisation, déjà présente chez Durkheim, elle s'appuie sur celle d'organisation sociale issue de Cooley désignant l'ensemble des institutions qui soudent un groupe. La désorganisation traduit la rupture sensible provoquée par des attentes individuelles et collectives qui ne s'engrènent plus mutuellement » (Le Breton, 2012, p. 188).

enquête soit la plus armée sur la représentation de l'État, l'évocation de puissants dirigeant le monde et tenant « les manettes » de la société est souvent avancée par les jeunes engagés dans la revente de stupéfiants. Il est certain que les affaires impliquant de hauts responsables de la police soupçonnés de participation au trafic[1] accréditent pleinement l'implication de l'État français dans la gestion du commerce de stupéfiants et apportent de l'eau au moulin aux discours de défiance à l'égard de la France et de ses élites républicaines.

Mais cette réaction de défiance à l'égard de l'État peut aussi s'entendre par l'étiquetage, concept développé par Becker (1985), dont sont victimes les jeunes. Enfermés dans une identité de délinquant, d'individu violent, qui souvent trouve un écho particulier dans l'univers médiatique, les jeunes voient dans l'État la cause de leur mise au ban. Désignés comme tels, disposant d'un faible capital culturel pour contrecarrer intellectuellement cette image de jeunes de quartier ensauvagés, ils finissent par intégrer cette part d'identité.

Bourdieu (1993, p. 167) considère que « le quartier stigmatisé dégrade symboliquement ceux qui l'habitent, qui, en retour, le dégradent symboliquement ».

Ainsi l'identité du travailleur du *deal* est traversée par divers antagonismes.

- Faire partie de cette organisation pour accéder à une identité forte qui va, en même temps, contribuer à renforcer l'image dépréciée de sa personne.
- Exercer un sale boulot, au regard de la société, de la communauté, de la religion, tout en retirant une satisfaction personnelle sur le plan identitaire.
- Se projeter vers un vrai métier pour construire une vie de famille tout en redoutant d'être confronté à une

---

[1] *Le N° 2 de la police judiciaire de Bordeaux sera jugé pour « complicité de trafic de stupéfiants »* — AFP Doc, vendredi 1er juillet 2022.
L'ex-chef des « stups » mis en examen pour complicité de trafic de drogue – Le Monde, samedi 26 août 2017. Sources Europresse.

potentielle souffrance au travail et d'accepter le principe de servitude volontaire révélé par Dejours (Emmenegger et Al, 2019).

- Se persuader qu'il ne fera pas cela toute sa vie tout en s'engageant dans une carrière de déviant.
- Mener une existence sur le qui-vive où chaque instant passé à exercer cette pratique l'expose au risque d'être interpellé par les forces de l'ordre ou de devoir en découdre avec un concurrent.

Je pourrais encore égrainer les aspirations et engagements paradoxaux que cette jeunesse traverse. Ces contradictions permanentes, avec lesquelles ces jeunes doivent évoluer, obèrent leur avenir et génèrent chez certains des conflits cognitifs.

Le verbatim suivant l'illustre.

> *« Mauvais, mauvais, plus t'es dedans, plus les gens te regardent différemment ». Roca, 18 ans*

Cette tension permanente à exercer une activité illicite, si elle n'est pas ouvertement exprimée, doit avoir un impact psychosocial profond pour les jeunes qui la pratique. Certains évoquent cette réalité en référence à des expériences familiales.

> *Dylan, 18 ans, évoque son frère parti en prison. « J'avais cinq ans, la police a perquisitionné, avec un laser dans les yeux, bousculé ma mère qui priait. Je m'en souviens encore. »*

L'événement traumatique auquel fait référence Dylan paraît occuper une place particulière dans sa trajectoire. On peut se demander si elle n'est pas un point d'ancrage, dans l'engagement d'une carrière de délinquant. Son discours en rupture avec tout ce qui représente l'État pourrait s'inscrire dans « l'accusation des accusateurs » développée par Matza (1964). Par ce procédé, il incrimine les défaillances de ce qui représente la loi. Cela lui permet de se défausser, d'inverser la culpabilité et de donner une justification à son engagement dans la délinquance.

Roca, 18 ans, un ami de Dylan, qui a vécu une interpellation pour trafic de drogue, exprime après cette expérience qu'il était « *toujours en panique* » et qu'il en a « *marre de ça* ».

Donc si cette « déviance refuge » octroie une place, une identité particulière et un salaire aux jeunes qui l'investissent, il y a aussi un prix à payer en termes cognitifs et de risques qu'on pourrait relier à une forme de souffrance au travail comme celle présentée par Dejours (1980) dans le cadre de la psychodynamique du travail.

Après cette enquête, Dylan va connaître d'autres problèmes marquants dans sa vie de jeune adulte. L'été qui suivra, il perdra l'un de ses parents. Ce deuil va le marquer, tel un électrochoc et il décidera de rompre définitivement avec le trafic. Travailler, dans un emploi légal, pour tourner la page et faire honneur à la mémoire de son aïeul, va devenir sa priorité. Hélas, ses résolutions ne resteront que des velléités et il réinvestira le *deal* plus intensément quelques mois après. Il rencontrera d'autres graves déconvenues comme s'il devait boire le calice jusqu'à la lie. Il formulera le désir d'être aidé par des professionnels pour sortir de cette impasse.

Le cas de cette jeune personne montre que ces conditions d'existence sont vécues comme une expérience douloureuse pouvant engendrer des tendances dépressives. La consommation du cannabis est alors utilisée pour calmer les angoisses.

De nombreux travaux de recherche, soulignent que la condition économique, la fragilité identitaire et la ségrégation sociale sont les accélérateurs de carrière dans le *deal* et si cette activité se développe de manière exponentielle sur les quartiers prioritaires de la politique de la ville, il est assez aisé dans percevoir les liens de causalité.

CHAPITRE III

Regard d'éducateur : prévenir l'engagement dans le trafic

Repères pour une optimisation de la prévention de l'engagement des jeunes dans le trafic

Les résultats de ma recherche s'inscrivant dans une démarche de type ethnographique touchent certaines limites. Nonobstant, elle permet de poser des pistes de réflexion quant à la mission de prévention spécialisée confrontée à l'activité de revente de stupéfiants. Il ne s'agira pas de proposer de méthode miracle à laquelle il serait illusoire de croire, mais plutôt des axes de travail permettant d'aborder cette problématique professionnelle dans une perspective plus large. Pour reprendre les travaux de Maela Paul (2020), plus qu'une méthode, il est nécessaire d'imaginer un cadre favorisant l'accompagnement, alliant l'authenticité, la réciprocité et mettant en œuvre une « intelligence de la situation ».

La démarche inspirée du courant interactionniste symbolique a transformé l'éducateur que je suis en apprenti chercheur sur le terrain, en situation d'interaction prolongée pour rendre compte « du point de vue de l'acteur », des actions et des mœurs des personnes observées (Olivier de Sardan, 2008).

Ma recherche a pu mettre en exergue les éléments permettant de classer l'activité de revente de stupéfiants dans le champ du travail. Elle nous a permis d'entrevoir la représentation sociale du travail exprimée par les jeunes et de découvrir que la valeur sociale du travail pouvait poindre dans leur discours. La dimension identitaire d'une telle pratique occupe une place prépondérante dans les dynamiques d'engagement dans cette déviance. À la fois, « ressource » et stigmatisante, protectrice et destructrice, cette activité positionne les jeunes dans une ambivalence permanente dont on peut supposer qu'elle expose certains individus à des formes de conflits cognitifs conséquents.

Je proposerai, en premier lieu, des repères pour nourrir le métier d'éducateur spécialisé dans sa mission d'observation du territoire qu'il doit investir (1).

Puis, j'envisagerai comment d'un point de vue éducatif, les professionnels pourraient s'appuyer sur les trajectoires des jeunes — qui pour certains épousent un oscillement permanent, une sorte de *stop and go*, entre pratique du *deal* et mise à l'arrêt à la suite d'une garde à vue ou d'une incarcération — comme levier de conscientisation pour favoriser une sortie de cette pratique (2).

Je m'inspirerai des travaux de Benso (2018) pour aborder cette problématique sociale par l'intermédiaire de la réduction des risques (RDR) à l'instar de l'approche développée pour accompagner les consommateurs de drogue (3).

Enfin, les compétences des acteurs du *deal* seront abordées sous l'angle de leur possible transfert dans l'économie légale (4).

1.Nourrir le métier d'éducateur dans sa mission d'observation du territoire dans le cadre de la prévention spécialisée

Les clubs de prévention ont pour objectif d'« accompagner les jeunes les plus en marge, en rupture, les plus éloignés de l'insertion sociale et professionnelle » (Guide de la prévention spécialisée, 2019). De ce fait, leur intervention sociale s'exerce sur les territoires les plus précarisés, relevant très souvent de ce que l'on nomme les QPV. Comme j'ai pu le présenter, le terrain de l'enquête correspond à cette classification, ce qui s'avère le cas pour beaucoup de territoires d'intervention de clubs de prévention. Sans qu'on réduise cette activité aux QPV, il est certain que ce sont sur ces territoires que cette activité est la plus visible. À l'occasion du travail de rue, les éducateur·trice·s sont confronté·e·s à cette réalité. Cette pratique éducative, qui consiste à investir la rue pour aller à la rencontre du public, est souvent abordée de manière empirique par les professionnels l'exerçant. Elle regroupe plusieurs objectifs : rencontrer des jeunes, échanger avec eux, maintenir un lien éducatif, transmettre une information au public, observer le territoire. À ma connaissance, cet acte professionnel dispose de peu de formations dédiées[1] et il s'avère être un sujet qui anime la profession, chacun en ayant une vision singulière s'inscrivant dans son expérience professionnelle personnelle et sur son territoire d'intervention. S'il ne s'agit pas de définir tous les contours de cette pratique du secteur social, ma recherche me permet d'entrevoir l'intérêt de l'approche ethnographique qu'on pourrait y insuffler. La pratique de l'observation est peut-être trop souvent laissée à l'initiative du professionnel sans qu'il en perçoive les enjeux et l'intérêt. Une approche ethnographique permet de faire « évoluer en permanence la vision et la connaissance que l'on a du terrain sur lequel on travaille » (Bordes, 2021). Déconstruire une vision du terrain souvent ancrée dans nos représentations sociales et notre connaissance de ce même terrain est un exercice qui demande une gymnastique intellectuelle de tous les jours. Ce postulat, qui consisterait à ne pas s'arrêter à une interprétation trop rapide de ce qu'il nous est donné à voir, est un cheminement professionnel qui doit se faire progressivement et mérite la mise en place d'outils spécifiques. Sans transformer les éducateurs en ethnographes, on peut penser qu'une maîtrise de l'observation du territoire, mais surtout savoir regarder comment les gens, les jeunes, font les choses, donnerait des éléments de compréhension intéressants aux professionnels. La retranscription de ce qui est observé s'avère l'autre facette qui peut donner une plus-value au travail de rue. Des répertoires de travail de rue existent, mais ils ont peut-être le tort de proposer une forme

[1] Une formation intitulée « territoire criminalisé » a cependant était dispensée aux éducateurs du Domaine prévention jeunesse, il y a quelques années.

rigide privilégiant le quantitatif à l'observation qualitative. Ne nous leurrons pas, cette pratique mérite de l'engagement de la part des professionnels et donc du temps. Trop souvent, les éducateurs peuvent avoir la tentation d'expédier cette partie du travail pour favoriser, par exemple, leur accompagnement éducatif. Il s'agirait de trouver un équilibre entre présence sur le terrain et valorisation de ce travail.

Enfin, si l'observation recèle une richesse en termes d'analyse du terrain, c'est dans la rencontre avec les jeunes qu'un autre aspect de l'ethnographie me semble important. L'interaction prolongée demande la mise en œuvre d'une posture éducative que chaque professionnel devra inventer. Mais on pourrait déjà en définir quelques principes :

- Savoir écouter, sans devancer ce que l'interlocuteur peut dire.
- Laisser la place pour un échange authentique
- S'autoriser une mise en relation avec des jeunes qui ne nous connaissent pas. (Nous pourrions être agréablement surpris !)

Je reprendrai cette définition de Beaud et Weber (1997, p. 143) « L'observation ethnographique repose sur l'enchaînement de ces trois savoir-faire fortement imbriqués : percevoir, mémoriser, noter ».

Ce repère n'a pas valeur de plan de formation pour l'éducateur et la pratique des professionnels viendrait sûrement confirmer certains éléments. Cependant, il pourrait donner une survaleur pour élaborer des clés de lecture et de compréhension des territoires de la prévention spécialisée. C'est certainement dans une écoute attentive de ce que peuvent raconter les jeunes que le professionnel peut dénicher des éléments singuliers de leur réalité. La récurrence de la rencontre, la mémoire de ce qui s'est dit auparavant lui permet de tirer le fil biographique et d'en restituer la valeur aux personnes accompagnées. Ce matériau peut avoir l'avantage d'éclairer une histoire en train de s'écrire chez le jeune. Il alimente l'aptitude à échanger avec lui pour pouvoir aussi le temps venu « dire ce qu'il en est de ce qui est » et être à côté dans une forme de réciprocité (Paul,

2016). L'éducateur s'éloigne alors d'un modèle prescriptif pour réellement faire cheminer un accompagnement éducatif émancipateur. J'utiliserai à nouveau les travaux de la chercheure pour défendre l'idée qu'*aller vers* est un moyen d'*être avec* ceux ou celles qu'on aura la chance d'accompagner. Cela suppose d'être « disponible, présent, ouvert et attentif ». Dans cette posture, l'éducateur doit être capable de glisser d'un discours didactique à un échange favorisant le partage, la coopération, dans un principe de symétrie.

2. Utiliser les ruptures dans la trajectoire délinquante comme levier de conscientisation pour favoriser une sortie de cette pratique

L'observation de terrain et les anamnèses de certains jeunes montrent des trajectoires jalonnées de va-et-vient entre le lieu de vente, l'espace de socialisation et l'éloignement de la cité, qu'il s'agisse d'un placement en institution spécialisée ou de la détention en milieu carcéral. Si la modestie est de mise quant aux effets de nouvelles modalités d'accompagnement qui pourraient infléchir ces parcours de vie chaotiques, il y aurait une réflexion à tenir pour que ces va-et-vient ne se résument pas un acte réitératif, mais puissent être l'occasion d'une prise de recul et de l'élaboration d'un « après le *deal* ». Des partenariats peut-être plus étroits entre les acteurs de la prévention en milieu ouvert et des institutions fermées seraient l'occasion de faire du lien entre ce qui se passe « dehors » précipitant les jeunes acteurs du *deal* à être « dedans ». L'illustration proposée par Benso (2018) est une proposition qui nous semble pertinente :

> [...] cette année [ont été créés] quatre ateliers et groupes de paroles autour de la prévention du trafic tandis que quatre autres sont en préparation. Réalisés à l'intérieur de la maison d'arrêt auprès de groupes d'une dizaine de jeunes détenus (18-25 ans), ces ateliers ont permis d'expérimenter plusieurs stratégies préventives pendant un temps clé, celui de l'incarcération (Benso, 2018, p. 12).

Les éducateurs rencontrent et établissent régulièrement des relations de confiance avec des jeunes exerçant le *deal*. Ils pourront dans certains cas faciliter leur insertion professionnelle, mais il est courant que ces jeunes quittent le territoire étant sous le coup d'une décision de justice et donc placés en établissements éducatifs ou incarcérés. Le lien est souvent rompu sans que l'éducateur puisse mesurer l'impact de ce temps d'arrêt dans la vie de l'individu et sans que cette pause puisse être investie pour lui donner du sens. Une éducatrice de la PJJ[1] pose cette même interrogation :

> [...] comment amener les adolescents à un parcours de « désistance »[2] ? C'est-à-dire à sortir de leur parcours de délinquance. Notons que cette sortie ne peut pas se faire du jour au lendemain. Il peut y avoir des sorties brèves puis des retours, puis de nouveau des sorties. Comme l'explique Marwan Mohammed [2012, p. 81], « la sortie de délinquance est un processus ».

On peut penser que la prévention spécialisée contribue à favoriser une projection sur la vie d'après (familiale, amoureuse, quasi systématiquement évoquée comme un idéal lors de notre enquête et envisagée grâce à une activité légale) en collaborant avec d'autres acteurs à l'occasion d'ateliers dédiés à ces jeunes.

L'exercice de la prévention spécialisée en milieu ouvert et le lien de confiance que les professionnels ont su tisser pourraient permettre aux éducateurs de recontextualiser un récit de jeune émis depuis la zone stupéfiante (Beauchez, 2017) dans un moment clé de sa vie.

Les expériences d'une collaboration étroite entre éducateurs de la PJJ et éducateurs spécialisés nous confortent sur l'efficience en termes de prévention pour le jeune suivi. Une concordance de l'action de ces deux professionnels et l'élaboration d'un discours commun faisant sens chez le

---

[1] *Dealer de stupéfiants en reconversion — Convertir les compétences développées dans le trafic en qualités professionnelles pour sortir de l'emprise du réseau de trafiquants.* Mémoire de validation professionnelle, École nationale de protection judiciaire de la jeunesse, Lauret A., 2018.

[2] Processus de sortie de la délinquance.

jeune sont indéniablement une pierre de plus à l'édifice d'un étayage éducatif pour l'individu. On peut penser que le partenariat proposé plus en amont aurait les mêmes vertus. En ce sens, la mise en forme d'un réseau d'acteurs de la protection de l'enfance dans le cadre des CCAPE[1] par le domaine de prévention jeunesse de Toulouse Métropole peut favoriser un rapprochement entre le milieu ouvert et les établissements de placement éducatif. Dans l'objectif de prévenir la récidive, cette instance pourrait être le point de départ d'une collaboration plus étroite qui permettrait de faire du lien entre le vécu délinquant du *dealer* dont peut être témoin l'éducateur de prévention spécialisé et ce moment singulier dans la vie du jeune, à savoir le placement éducatif ou l'incarcération.

3. Prévenir l'escalade de l'engagement dans le trafic en l'envisageant sous l'angle des réductions des risques.

L'empreinte du trafic de stupéfiants sur un territoire QPV comme celui exploré est telle qu'il est spécieux d'espérer son éradication dans un futur proche. Cette problématique dépasse de loin la simple dynamique d'engagement de certains jeunes dans cette pratique. La revente de stupéfiants répond à des questions sanitaires et sociales, la nécessité de certains usagers d'avoir recours à des toxiques, mais aussi économique, son commerce s'inscrivant dans une logique transnationale et locale ; nous avons par ailleurs envisagé *supra* les éléments d'attraction que pouvait avoir cette activité pour une jeunesse fragilisée et stigmatisée.

Ces explications mériteraient d'être développées, mais ce n'était pas l'objet de cette recherche. Ce constat est posé pour considérer que dans l'état actuel de l'organisation de la société, un certain nombre de jeunes des quartiers vont avoir accès à cette pratique. Elle n'a rien d'anodin et ma recherche a tenté d'en montrer les risques pour la jeunesse. Confrontés

[1] Cellule de Coordination des Acteurs de la Prévention Éducative.

à cette problématique, les intervenants sociaux peuvent avoir un sentiment d'impuissance et leur seule action ne saurait résoudre ce fléau multifactoriel. Pour autant, l'inscription des individus dans la revente de stupéfiants sur le long terme n'est pas une fatalité. Établir une relation de confiance et tenter d'ouvrir d'autres possibles à cette jeunesse n'est pas vain. La proposition de chantier éducatif comme contre-modèle de travail rémunéré fait partie des outils déjà mis en œuvre par la prévention spécialisée de Toulouse Métropole. Ils peuvent être l'amorce d'expériences permettant d'envisager le travail pour sa valeur sociale. Mais pour aller plus loin, il semble que les éducateurs ont tout intérêt à faire un pas de côté, pour reconnaître l'activité du *deal* comme une réalité du quotidien de ces jeunes. Prendre en considération la revente de stupéfiants, entendre le discours que portent les jeunes dessus, c'est sans doute créer les conditions d'un dialogue à son sujet. C'est aussi comprendre ce qui pousse les jeunes à exercer cette pratique et donner l'occasion aux professionnels de prévenir les jeunes sur les limites de ce travail. Cette démarche implique de ne pas être « l'entrepreneur de morale » (Becker, 1985), mais plutôt l'interlocuteur en capacité de prendre le point de vue de l'autre, pour qu'à son tour le jeune soit disposé à écouter le point de vue de l'éducateur. J'en référerai une nouvelle fois aux travaux de Benso (2018) qui incite les travailleurs sociaux à élaborer des points de comparaison entre le travail légal et la revente de stupéfiants. Les acquis sociaux constituant les droits du travailleur (allocation chômage, congés payés) sont bien souvent peu ou mal connus des petites mains du trafic. Il serait par ailleurs tout aussi intéressant de leur faire prendre conscience des difficultés liées à l'activité illicite d'un point de vue économique (arrêt brutal de l'activité sans filet social, complexité du placement de l'argent issue de cette activité, frais d'avocat...) et d'en relativiser le rendement financier (heures passées à *dealer*, tarif horaire du SMIC parfois péniblement atteint).

Cette démarche s'inscrit dans la philosophie de la réduction des risques à l'égard des consommateurs de drogue. Plutôt que de rejeter cette réalité, qui participe qu'on le veuille ou non, de leur socialisation et constitue une facette de leur identité, cette approche invite les professionnels à construire avec les jeunes des réponses leur permettant d'entrevoir des bifurcations possibles.

Sans légitimer la revente de stupéfiants, on peut reconnaître cette réalité pour tenter de travailler avec eux d'autres possibles et leur faire pointer les limites des supposés avantages de cette forme d'exploitation dont ils ne perçoivent pas la perversité. Certains évoquent le stress, notamment face à la répression policière. Ce point d'achoppement de leur vie de *dealer* mérite d'être mis en relief pour leur faire comprendre la dureté du trafic qu'ils subissent.

Ce travail devrait être relié à leurs représentations sociales pour mieux entendre leur appréhension du monde.

Nous adressant à une population relativement jeune, l'importance des outils facilitant la compréhension et l'adhésion au discours éducatif est primordiale. S'il n'existe pas de support — nous n'en avons pas connaissance — un travail qui consisterait à schématiser la mise en comparaison entre l'économie légale et le trafic serait à élaborer.

Ce volet induit que la mission des éducateurs ne soit pas cadenassée par des directives qui ne verraient dans la normalisation du public accompagné, que le seul objectif à atteindre.

4. Identifier et transférer les compétences techniques et relationnelles développées dans l'activité de revente de stupéfiants

Cette recherche met en exergue les parallèles identifiables entre le *deal* et le monde du travail et certaines compétences nécessaires à développer pour les acteurs.

Les éducateurs en prévention spécialisée ont peut-être intérêt à mettre en œuvre un accompagnement éducatif qui permettrait d'envisager la conversion des « compétences recyclables dans l'économie licite » (Choquet, 2017, p. 24). Celles du trafic ne peuvent pas être transposées directement aux attendus du monde du travail légal, l'enjeu pour le professionnel est d'identifier celles dont le jeune dispose et de les mettre en miroir avec les codes qu'il lui faudra maîtriser pour envisager une insertion professionnelle. Occuper un poste, respecter des consignes et des horaires, être en relation avec les clients, faire preuve d'autonomie, résister au stress, etc. sont autant d'exigences et de règles se rapprochant à bien des égards de celles du marché du travail légal.

Certaines de ces compétences sont à rapprocher du champ des compétences psychosociales dont nous rappellerons la définition proposée par l'OMS[1] :

> La capacité d'une personne à répondre avec efficacité aux exigences et aux épreuves de la vie quotidienne. C'est la capacité d'une personne à maintenir un état de bien-être subjectif qui lui permet d'adopter un comportement approprié et positif à l'occasion d'interactions avec les autres, sa culture et son environnement.

Si ces aptitudes ne nous semblent pas participer « au bien-être physique, psychique et social » dans le cadre de l'activité de revente de stupéfiants, l'enjeu est de faire prendre conscience aux jeunes comment elles pourraient contribuer à son mieux-être, si elles sont réutilisées à bon escient dans le travail légal.

Cette phase d'accompagnement doit être aussi le moment de définir ce qui attire ou rebute le jeune dans l'exercice de tel ou tel métier. Cette étape de « défrichage » du projet d'insertion doit permettre d'insuffler du sens dans les choix pour lesquels il optera. On constate trop souvent que, spontanément, il évoque des boulots en référence à ceux que font ses pairs. Le modèle identificatoire est certes rassurant (si un « collègue » du quartier le fait, pourquoi pas moi ?), mais il ne garantit pas une adéquation avec les potentialités et aspirations singulières de l'individu vis-à-vis du travail. On assiste ainsi à des phénomènes de mode dans les envies exprimées par les jeunes selon les périodes. Si le métier de livreur pour les plateformes numériques est

---

[1] Organisation mondiale de la Santé.

actuellement en vogue, médiateur pour les transports en commun ou câbleur/monteur pour l'aéronautique ont fait partie des jobs cités à d'autres époques. Le marché du travail et la publicité faite autour du besoin de main-d'œuvre dans certains secteurs y sont sûrement pour quelque chose. Mais le besoin de se projeter dans un métier que d'autres garçons de la cité exercent paraît un critère de choix décisif.

Pour illustrer la philosophie de ce dernier repère, nous nous tournerons vers les travaux de Choquet évoquant des programmes de prise en charge pour limiter la récidive délinquante, développés aux États-Unis, notamment le « *Skill building programms* : programme de développement de compétences susceptibles d'aider le jeune à contrôler son comportement et à améliorer sa capacité à participer à des fonctions normées et prosociales » (Choquet, 2017).

En résumé...

L'existence du trafic est une réalité dont on peut regretter l'existence, mais qui compose une des facettes des Quartiers de la Politique de la Ville, attirant de nombreux jeunes et à fortiori les plus en rupture avec les institutions. Plutôt que de s'enferrer dans une idéologie uniquement répressive niant les motivations réelles des jeunes s'engageant dans une forme de professionnalisation du *deal*, il serait souhaitable de porter un intérêt à leurs trajectoires « déviantes ».

L'approche de type ethnographique qu'il a fallu mettre en œuvre pour cette recherche peut donner une orientation au travail des éducateurs en prévention spécialisée et notamment donner aux jeunes professionnels des éléments de réflexivité pour leur posture éducative en travail de rue. *Aller vers* pour *être avec* demande une ouverture à l'autre, de l'envisager dans sa singularité et d'accepter l'amorce de la relation dans un « lien d'influence réciproque » (Paul, 2020).

La prévention spécialisée est parfois la dernière institution côtoyée par cette jeunesse enlisée dans le trafic de stupéfiants. Cette relation de confiance permet de libérer une parole authentique auprès de ce public qui mériterait d'être mise à profit lors des moments de rupture occasionnée par les placements éducatifs ou les déferrements.

Aborder le *deal* sous l'angle de la réduction des risques (RdR) doit permettre pour le travailleur social d'être au fait de la réalité du trafic pour le jeune, mais aussi d'être en capacité de prendre son point de vue, pour qu'à son tour le jeune soit disposé à écouter le point de vue de l'éducateur. Ce principe renvoyant à l'interactionnisme symbolique : « Le point de vue de l'acteur, la construction du sens dans le moment de l'interaction, la capacité pour l'acteur de comprendre et de rendre compte de son action et de constituer ainsi la réalité... » (Le Breton, 2012, p. 46). Cette relation doit permettre au professionnel la comparaison entre le travail dans le trafic et le travail légal. Ce rapprochement peut permettre de faire prendre conscience à l'individu, du manque à gagner et les « coûts cachés » (Benso, 2015) que l'économie illicite impose aux petites mains du trafic.

Composer avec cet aller-retour entre le licite et l'illicite, ce n'est pas cautionner le trafic de stupéfiants, mais faire le pari éducatif que les privilèges du travail légal (congés payés, indemnité chômage, respectabilité) déconstruisent progressivement une vision enchantée du trafic dont se berce l'acteur du *deal*.

Enfin, tenter de repérer et de transférer certaines des compétences techniques et relationnelles nécessaires au *deal* dans le travail légal peut être un levier pour sensibiliser le jeune aux attendus du marché du travail. Cette démarche de traduction des compétences recyclables à laquelle doit s'atteler l'éducateur pourrait s'appuyer sur la valeur sociale accordée au travail que cette enquête a mise en évidence.

Conclusion

L'espace urbain de la cité est investi majoritairement par de jeunes hommes et certains d'entre eux occupent une activité en lien avec le trafic de stupéfiants. Ils sont installés en bas d'immeuble, à proximité de halls d'entrée, d'où l'on assiste aisément à la vente de toxiques. Si le produit n'est pas clairement visible, la réalité de sa vente ne fait pas de doute. Le consommateur accède aux produits, guidé par une signalétique réalisée avec des bombes aérosol, pouvant même certaines fois épouser les codes du *street art*.

Cette activité n'est pas cachée. Elle n'est pas non plus légale et son existence navigue entre deux principes, le visible et le dissimulé. Visible et attractive pour les consommateurs de drogues, cachée et rarescente au gré des passages des forces de l'ordre. Pour exister, ces deux principes nécessitent une organisation spécifique. Le premier maillon semble en être les guetteurs qui selon le risque de confrontation avec la police vont alerter leurs complices pour dissimuler le trafic. Ce rôle, confié à certains, est réalisé en contrepartie d'une rémunération. Il est fixé sur la base d'impératifs pour celui qui en aura la charge : surveiller le « terrain », le lieu défini de la vente, et ce pendant une durée déterminée. Cette contractualisation, catalogue le *deal* dans le champ de l'emploi et cette recherche met en évidence les éléments qui le rattachent au travail dont je citerai l'une des définitions : « l'ensemble des activités humaines organisées, coordonnées en vue de produire ce qui est utile ; activité productive d'une personne » (Le Robert, édition 2019). La notion d'utilité, « ce qui est utile » peut questionner. Est-il nécessaire de vendre des produits stupéfiants ? Pour les consommateurs, certainement, pour le législateur mandaté par le citoyen, cela ne semble pas être le cas. Et, de rentrer dans le débat de la vente des drogues considérées comme légales contrairement aux illégales interdites à la vente. En ce sens, on pourrait classer cette activité dans les « *dirty works* » au sens où Hughes (1962) a pu le présenter. Le *deal* étant le nécessaire sale boulot répondant aux besoins d'une partie de la société. Cet ouvrage n'avait pas l'objectif d'étudier plus en profondeur les motivations des choix de société sur le licite et l'illicite. Cette lecture de l'utilité de l'activité du *deal* peut s'inscrire dans ce qui est considéré comme une norme (consommer certaines drogues est dangereux) et ce qui pousse une société à ce que l'on fasse respecter (pénaliser la consommation de drogues et en interdire la vente) (Becker, 1985).

Aujourd'hui, les intervenants sociaux en milieu ouvert dans un quartier populaire, sont confrontés à cette activité qui attire certains garçons dès les débuts de l'adolescence. Ces jeunes (enfants, adolescents, jeunes adultes) de la cité ou d'ailleurs, considèrent cette expérience comme un moyen facile d'avoir de l'argent et peuvent en parler assez naturellement. Le trafic de drogue n'est pas nouveau, mais il s'est imposé en l'espace de deux décennies, participant d'un marqueur « géovisuel » du quartier. Son omniprésence le positionne comme un premier job pour la jeunesse, un travail, avec ses règles, son organisation, ses salariés, presque au même titre qu'une supérette. Le trafic étend sa toile entre les différents blocs d'immeubles, accrochant d'abord ceux qui investissent cette pratique pour échapper à leur position dans la société. Ainsi, les migrants, les plus pauvres, les plus exposés à la souffrance sociale, les plus fragiles psychiquement, constituent le premier contingent de ce commerce de rue.

Le rendement pécuniaire rapide qu'il procure est une des principales motivations, cela d'autant plus, que cette activité s'exerce dans une relative décontraction, procurant un sentiment de liberté. En ce sens, ces jeunes gens travaillent, mais ne savent pas toujours qu'ils le font. Pourtant, derrière cette ambiance récréative, les rapports entre pairs peuvent prendre une tournure agonistique et les contraintes de l'organisation du *deal* sont lourdes à supporter (stress, blessures, arrestations policières, conflit cognitif, état dépressif...).

Il y a donc un coût lorsqu'on décide de rentrer dans le réseau de revente de stupéfiants. Pour autant, l'adhésion à un groupe déviant empreint de virilité va contribuer à la construction d'une identité fréquemment fragilisée par une expérience scolaire douloureuse et un environnement familial parfois peu porteur (famille monoparentale, fratrie aux prises avec la justice...). Le *deal, déviance refuge*, va combler artificiellement ces fragilités permettant d'acquérir des produits de consommation, opérant en sorte de trompe-l'œil de la réussite sociale, dans un monde moderne où toutes les richesses sont de plus en plus exposées.

Une analogie avec des conduites délinquantes juvéniles plus anciennes apparaît. Les bandes de jeunes et notamment, l'éphémère phénomène des blousons noirs à la fin des années 50, ont été en leurs temps ce sas d'apprentissage de la virilité[1]. Cet exemple me semble intéressant, car il marque aussi les débuts de l'identité des éducateurs de « prév' » dans son repérage de la jeunesse à la marge. Les pionniers de cette nouvelle approche éducative devaient déjà composer avec la caisse de résonnance médiatique participant à une certaine représentation d'une jeunesse menaçante issue des quartiers populaires (Peyre & Tétard, 2006).

Mais revenons à l'objet de cette recherche. Tout en accédant aux symboles ostentatoires de la société de consommation, l'individu va accentuer sa rupture avec les règles qui régissent la société, à savoir la loi. C'est aussi une forme de dénégation qui est à l'œuvre, beaucoup de petites mains du trafic considèrent le produit illicite vendu (cocaïne) comme dégradant et incompatible avec leur croyance religieuse. Vendre un produit illicite dans un cadre illégal qui, parce qu'il n'est pas officiel, offrirait la possibilité à celui qui le pratique de ne pas l'assumer, en toute subjectivité. Ainsi, ils vendent de la drogue en se disant qu'ils ne le font pas vraiment.

Paradoxalement, le travail légal semble l'objectif à atteindre pour envisager une vie d'adulte s'incarnant dans le couple et la famille. Les jeunes gens rencontrés dans le cadre de cette enquête, accordent unanimement une valeur sociale

---

[1] Jean Jacques Yvorel dans « Les bandes de jeunes sont éternelles » Épisode 5/8 : *J3 et blousons noirs, l'adolescence d'après-guerre en colère*. LSD, la série documentaire — France Culture — Dimanche 7 novembre 2021.

au travail, mais rejettent fréquemment le principe d'assujettissement salarial. Cette projection dans des normes socialement acceptées et valorisantes (famille, travail) leur permet sûrement d'acquérir une dignité sociale. En attendant et en espérant mieux, certains jeunes de la cité utilisent cette activité comme palliatif salarial. Ce pis-aller, même s'il est illégal, permet de gagner de l'argent. L'activité rétribuée n'est-elle pas une des premières motivations qui poussent les individus à travailler ?

Pour ne pas dépendre d'un patron, l'autoentrepreneuriat ou le travail pour des plateformes numériques semblent des voies de salut acceptables. Ces nouvelles formes d'un salariat toujours plus flexible ne sont pourtant pas les plus protectrices socialement. Certains envisagent de monter leur affaire. Mais, si de nombreux habitants des QPV souhaitent s'engager dans un projet entrepreneurial, très peu aboutissent si l'on se réfère à l'indice entrepreneurial français (IEF). Difficulté à accéder au financement bancaire, illégitimité, manque de compétences entrepreneuriales, faiblesse du tissu économique local sont autant de freins à cette démarche individuelle selon le rapport d'information « La politique de la ville, un tremplin pour les habitants » (2022). Les jeunes rencontrés dans l'enquête et, je pense, plus particulièrement à la situation d'Edgard (27 ans), se confrontent à cette réalité. Le pécule accumulé par l'argent du *deal*, peut-être mis à la *coffrette*[1], dans l'espoir d'être réinvesti dans une affaire. Mais le blanchiment de ces fonds demande une maîtrise de la finance et la connaissance d'un réseau auxquelles tous les jeunes n'ont pas accès.

Les résultats proposés par cette recherche exploratoire mériteraient d'être approfondis par une enquête plus poussée qui en étayerait la pertinence. La thèse que je mène m'offre l'occasion de creuser ce sillon longé régulièrement grâce à mon métier.

Cet ouvrage s'est appuyé sur mon expérience de travailleur social en milieu ouvert. Je pense qu'il confirme que pour accompagner ce public inscrit dans une déviance, dont on

[1] Expression pour évoquer l'épargne des fonds résultant du trafic. Souvent les liasses de billets sont enveloppées dans de la cellophane.

sait par ailleurs que la définition est mouvante selon l'époque, le contexte, la culture, il s'agit d'abord d'instaurer un dialogue. Il n'y a pas de méthode standard à appliquer tant la rencontre avec l'autre est contrainte par la singularité de chaque personne. Maela Paul (2020) expose avec force que l'échange permet l'échange. Cette relation octroie une audience à l'autre si on accorde de l'importance à son opinion. De cette interaction évoluant au fil des rencontres, on peut espérer qu'un lien de confiance, ou tout au moins une alliance, suffisamment solide, donne au professionnel la possibilité d'ouvrir d'autres perspectives aux jeunes impliqués dans ces pratiques. L'occasion d'envisager des *bifurcations* et d'expérimenter des voies distinctes est un enjeu qui parfois prendra du temps. La permanence du lien, la réactivité, l'adaptabilité et l'expérimentation sont des atouts que différents travaux (Le Goaziou, 2015, Le Rest, 2019) ont su mettre en évidence dans la mission de prévention spécialisée et qui sont complémentaires à la posture que je présente *supra*. Les éducateurs vont aller vers une jeunesse à la marge, mais surtout devront « garder le lien [avec elle] en tant que concitoyens avec qui [ils] partagent une histoire de territoire » (Duport, 2022)[1].

Enfin, au terme de cette réflexion, je m'interroge sur l'influence de cette pratique sur les trajectoires sociales. L'individu se construit par des expérimentations de socialisation diverses et variées (Lahire, 1998). La pratique du *deal* et son impact ne sauraient s'envisager de façon homogène. Toutefois, il est utile d'essayer de comprendre comment de jeunes individus commettant une infraction, qui se trouve être une composante de leur environnement direct, utilisent ou subissent cette expérience de premier *job* dans leur socialisation professionnelle. Comment ces personnes, à la marge du système normatif, vont-elles trouver les ressources pour intégrer un métier légal qui participera, pour partie, au développement de leur construction identitaire (Dubar,

[1] Claire Duport. (19 mai 2022). *Lien social et pouvoirs à l'épreuve des trafics de stupéfiants* [Conférence A]. Congrès Fédération Addiction. Alpexpo, amphithéâtre Jean Prouvé à Grenoble.

2015) ? Il est aussi important de relier ce phénomène illégaliste à une question qui taraude la jeunesse : le passage à la vie adulte et l'angoissante nécessité de trouver une place dans la société.

Postface

Au terme de cet ouvrage, qui reprend un travail de recherche mené dans le cadre d'une formation en master deuxième année dans la discipline des sciences de l'éducation et de la formation, parcours Politiques Enfance Jeunesse, la question des jeunesses des quartiers populaires est posée. Nous ne parlons pas ici de n'importe quelles jeunesses, mais bien, ces jeunes hommes que l'on croise en bas d'immeubles, ayant délaissé les bancs de l'école pour s'inscrire dans une pratique illicite, posée comme un job plus ou moins temporaire.

Ce travail, qui s'inscrit dans le cadre de la sociologie interactionniste, réappropriée en sciences de l'éducation et de la formation, est l'occasion de donner une photographie au plus près des réalités de terrain. Comment alors, des professionnels de la prévention soumis à l'injonction « d'aller vers » trouvent une place dans l'exercice de pratiques professionnelles classiques dont les limites surviennent assez rapidement. Comment finalement penser une évolution de l'intervention sociale et socio-éducative par l'expérimentation quotidienne ?

Ce travail, qui a pu voir le jour à la suite de la mise en place d'une recherche-action sur la question de la parole de ces jeunes invisibles socialement, mais bien présents dans le quartier, est aussi le témoignage de la possibilité que donne la rencontre d'un chercheur et de professionnels sur le terrain, de venir prolonger une formation et une expérience professionnelle par la reprise d'études. La validation de ce master, qui a permis à Samuel Philippon d'entrer dans une démarche de recherche, est aujourd'hui prolongée par la réalisation d'une thèse de doctorat dans la discipline des sciences de l'éducation et de la formation.

Prendre le temps, pour un professionnel, d'interroger ce qui fait le cadre de sa pratique en s'inscrivant dans une formation de chercheur est précieux. La difficulté alors est de faire comprendre cette démarche à l'institution qui l'emploie. Si les responsables au plus près du terrain saisissent tout l'intérêt d'un tel travail pour le service et plus généralement pour la prévention spécialisée, d'autres, plus éloignés ne comprennent pas en quoi une thèse de doctorat peut être une évolution dans un processus de professionnalisation. Ce constat pose, implicitement, la représentation et l'usage de la recherche dans notre société.

Explorer le terrain en croisant les regards professionnels et scientifiques ouvre des perspectives de compréhension quotidienne d'une réalité sociale trop souvent fantasmée. La complexité des parcours de ces jeunes inscrits dans la revente de produits illicites mérite d'être mise en lumière de la même façon que le travail quotidien des professionnels de l'intervention sociale.

La question du processus de professionnalisation est au cœur. Comment des jeunes, après avoir vécu des expériences diverses dans le milieu scolaire, se retrouvent à faire l'apprentissage de l'entrée dans la vie professionnelle par des activités interdites ? Comment ces jeunes s'inscrivent dans des expérimentations pour accéder à une place ? Quel parcours les amène, finalement, à retrouver le monde du travail légal ? Comment repérer les événements qui produisent des bifurcations dans un parcours de vie qui donne à voir des ressemblances, mais qui, finalement, est unique ?

Toutes ces questions sont aussi intimement liées au travail quotidien des éducateurs de prévention. Comment s'approprient-ils les injonctions « d'aller vers » ? Sont-ils tous égaux face à la nécessité de provoquer le lien avec ces jeunes ? Comment composent-ils entre posture professionnelle, attentes de la société et parcours personnel ? À quoi sert le travail de rue ? et existe-t-il une formation pour « aller vers » ?

Nous pourrions nous dire que, finalement, ces jeunes sont perdus pour la société, installés dans une marginalisation confortable. Mais quel usage la société fait-elle de ces jeunes ? Quelle est leur fonction sociale au-delà de représenter l'illégalité ? Et que disent les jeunes de ce qu'ils vivent au quotidien, au-delà des premiers discours construits pour justifier une place qu'ils n'ont finalement pas choisie ?

Du côté des professionnels qui arpentent les quartiers populaires, quelle est leur fonction au-delà d'une mise en visibilité de la présence de l'institution ? Sont-ils là pour proposer des solutions qui, souvent, sont en décalages avec les besoins immédiats des jeunes ? Sont-ils armés pour agir ou juste pour contenir ?

Toutes ces questions mettent en lumière les difficultés de ces espaces sociaux dans lesquels ne se joue pas juste la question de la vente de produits interdits, mais bien la place de chacun dans un projet de société flou.

Ce premier travail de recherche présenté dans cet ouvrage est l'occasion de poser des constats, le travail de thèse de doctorat qui est en cours, propose d'aller plus loin dans la compréhension d'un monde social que tous semblent connaître sans jamais y avoir traîné. L'enjeu, ici, étant de rentre visible un espace et ses acteurs qui nous semblent familiers, mais qui pourtant sont au cœur d'une scène sociale où les enjeux politiques et médiatiques occultent trop souvent la réalité du quotidien.

Véronique Bordes,
Professeure des Universités en sciences de l'éducation et de la formation,
de l'université Toulouse Jean Jaurès,
Unité Mixte de Recherche Éducation, Formation, Travail Savoirs (UMR EFTS)

Annexe

Questions posées aux enquêtés dans le cadre d'un entretien.

1. Est-ce que tu peux me dire qui tu es ?
2. Tu peux me raconter le travail que tu fais dans le quartier ?
Relance 2.1 : et puis
Relance 2.3 : oui et puis
Relance 2.4 : quoi encore
Relance 2.5 : qu'est-ce qu'on peut dire encore sur le travail que tu fais dans le quartier ?
3. Si ce travail était légalisé, comment verrais-tu la chose ?
Relance 3.1 (idem). À chaque question les relances sont identiques.
5. Pourrais-tu me dire le travail idéal pour toi ?
6. Qu'est-ce que tu penses que les gens pensent de ton travail dans le quartier ?
7. Est-ce qu'il y a une question que tu aurais aimé que je te pose ?

Bibliographie

ABRIC, J.-C. (2003). *Exclusion sociale, insertion et prévention.* Érès.

AEBERHARDT, R., CRUSSON, L. & POMMIER, P. (2011). *Les politiques d'accès à l'emploi en faveur des jeunes : qualifier et accompagner.* INSEE, paru le 16/11/2011.

ANDERSON, N., par SCHWARTZ, O., BRIGANT, A., SINGLY, F., ARBORIO, A., & FOURNIER, P. (2018). *Le hobo sociologie du sans-abri.* Individu et société. Armand Colin.

ARTIGALAS, V., ESTROSI S., & LÉTARD, V. (2022*). La politique de la ville, un tremplin pour les habitants.* Sénat. Rapport d'information fait au nom de la commission des affaires économiques. N° 800 (2021-2022).

AUBEL, O., BRISSONNEAU, C., & OHL, F. (2013) *Le dopage comme analyseur du drame social du travail cycliste* in Perrenoud, M. (2013). Les mondes pluriels de Howard S. Becker. La Découverte.

BARRIER, C. (1963). *Mead Georges Herbert, L'Esprit, le Soi et la Société* [compte-rendu]. Revue française de sociologie. pp. 461-463

BEAUCHEZ, J. (2014). *La rue comme héroïne : expériences punk et skinhead en France.* Anthropologica. *56*, N° 1, 195-206.

BEAUCHEZ, J. (2017). *Zone stupéfiante : l'espace du deal*, Espaces et sociétés. Érès

BEAUD, S. & WEBER, F. (1997) *Guide de l'enquête de terrain.* Éditions La Découverte.

BEAUVOIS, J-L. & JOULE, R-V. (2014). *Petit traité de manipulation à l'usage des honnêtes gens.* Presses universitaires de Grenoble.

BECKER, H. S. (2002). *Les ficelles du métier. Comment construire sa recherche en sciences sociales.* La Découverte.

BECKER, H. S. (1985). *Outsiders*. Éditions Métailié.

BENSO, V. (2018). *La prévention de l'engagement des jeunes dans les trafics, un nouveau champ du travail social ?* Psychotropes, 24, 9.

BLAISON, C., ROCHER, L., & MAFFESSOLI, M., (2012). *La politique de la ville en France : fondements ; évolutions et enjeux.* ORIV. Dossier ressources. Novembre 2012.

BLANCHET A., & GOTMAN, A. (2015). *L'entretien.* Armand Colin.

BORDES, V. (2015). *L'approche socio-ethnographique ou comment trouver des résultats que nous ne cherchons pas.* Spécificités, *7*, 27-44.

BORDES, V. (2016). *Traîner pour prendre place. Socialisation, Interaction, Éducation.* Habilitation à Diriger des Recherches en Sciences de l'Éducation, Université Toulouse 2 Jean Jaurès.

BORDET, C., BOURNIQUEL, C., FLACHÈRE, M., JOURDAN, R., KOURDO, J., LAMOTTE, P., LARDELLIER, RODES, V., & ROYER. M. (2018). *Quartiers prioritaires de la politique de la ville en Occitanie : les multiples visages de la pauvreté*. INSEE. Dossier Occitanie N° 7

BOURDIEU, P. (1986). *L'illusion biographique*. Actes de la recherche en sciences sociales, 62(1)

BOURDIEU, P. (1996). *Sur la télévision : Suivi de L'emprise du journalisme.* Liber éditions

BOURGOIS, P., & AUBERT, L. (2001). *En quête de respect le crack à New York* (Collection Liber).

BOURMEAU, S. (1988). *Robert Park, journaliste et sociologue*. Politix, 1(3), 50-61.

CAIRE, G. (1999*). Jean Copans, L'enquête ethnologique de terrain.* Revue Tiers Monde, 40(157)

CEFAÏ, D. (2010). *L'engagement ethnographique*. EHESS.

CHAPOULIE, J. (1994). Anderson (Nels). - *« Le hobo. Sociologie du sans-abri »* (Book Review). Revue Française De Sociologie, 35(4), 694.

CHOQUET, L.-H. (2017*). Le regard des études et des programmes criminologiques sur la récidive et la désistance.* Droit, Santé et Société, N° 3-4, 21-30.

CLOT, Y. (2006 b). *La fonction psychologique du travail.* Presses universitaires de France.

CLOT, Y., & FAÏTA, D. (2000). *Genres et styles en analyse du travail Concepts et méthodes*. 36.

COURONNÉ, J., & SARFATI, F. (2018). *Une jeunesse (in)visible : Les « Neets vulnérables » de la Garantie jeunes.* Travail et Emploi, 153, 41-66.

COPANS, J. & SINGLY, F. de. (2011). *L'enquête ethnologique de terrain.* Armand Colin.

COULON, A. (1992). *L'école de Chicago.* PUF.

COUPPIÉ, T. (2013). *Insertion des jeunes issus de quartiers sensibles : les hommes doublement pénalisés.* Céreq. Bref. N°309

COUPPIÉ, T. & VIGNALE M. (2020). *Que deviennent les jeunes des quartiers prioritaires de la ville après leur bac ?* Céreq. Bref. N°391

DALLIER, P., & LONGUET, G. (2009). *Éducation nationale et quartiers de la politique de la ville : assurer l'égalité républicaine.* Sénat. Rapport d'information n° 81 (2009-2010) de MM. fait au nom de la commission des finances

DAVEZIES, P. (1993). *Éléments de psychodynamique du travail.* In Comprendre le travail. Éducation permanente N° 116.

DEJOURS, C. (1993). *Intelligence pratique et sagesse pratique : deux dimensions méconnues du travail réel.* In Comprendre le travail. Éducation permanente N° 116.

DUBAR, C. (2015). *La socialisation : construction des identités sociales et professionnelles.* Collection U. Armand Colin

DUBEDOUT, H. (1983). *Ensemble refaire la ville.* Rapport au Premier ministre du Président de la Commission nationale pour le développement social des quartiers. La Documentation française.

DUBET, F. (1993). *La galère : jeunes en survie.* Points Actuels. Seuil.

DUPREZ, D., & KOKOREFF, M. (2000). *Les mondes de la drogue.* Odile Jacob.

EPSTEIN, R. (2013). *Introduction.* in La Rénovation urbaine (p. 9-26). Presses de Sciences Po

FLAMENT, C. (1996). *Les valeurs du travail, la psychologie des représentations sociales comme observatoire d'un changement historique.* In Exclusion sociale, insertion et prévention (p. 115-126). Érès.

FLAMENT, C. (2003). *Les valeurs du travail, la psychologie des représentations sociales comme observatoire d'un changement historique.* Dans : Jean-Claude Abric éd., Exclusion sociale, insertion et prévention (pp. 115-126). Érès.

FLAMENT, C. (2007). *Conformisme et scolarité : Les représentations sociales du travail et du non-travail chez les jeunes non qualifiés des quartiers défavorisés.* Les cahiers internationaux de psychologie sociale, 1(73), 3-10.

GAVIRIA, S. & MÉLO, D. (2018*). Introduction : Rapports au travail ici et ailleurs : articulations et tensions.* Agora débats/jeunesses, *79*, N°2.

GÉROME, C. & GANDILHON, M. (2020). *Évolution des usages et de l'offre de drogues au temps du Covid-19 : Observation croisée du dispositif Trend.* Bulletin Trend Covid-19, N°2 OFDT avril-mai 2020

GOFFMAN, E. (1974). *Les rites d'interaction.* Éd. de Minuit.

GOFFMAN, E. (1975). *Stigmate. Les usages sociaux des handicaps.* Éd. de Minuit.

HAMMOUCHE, A. (2017). *Politique de la ville et autorité d'intervention : Contribution à la sociologie des dispositifs d'action publique* (p. 283-313). Presses universitaires du Septentrion.

HEIM, J., ISCHER, P., & HAINARD, F. (2011). *Le travail au noir : Pourquoi on y entre, comment on en sort ?* L'Harmattan

HUGUES E.C., (1996). *Le Regard sociologique, Essais choisis.* Éditions de l'EHESS.

JODELET, D. (1989). *Jodelet, D. Les représentations sociales.* Presses universitaires de France.

JOULE, R-V. & BEAUVOIS, J-L (2014). *Petit traité de manipulation à l'usage des honnêtes gens.* Presses universitaires de Grenoble.

JOURNET, N. (2009). *Outsiders : études de sociologie de la déviance.* Dans : Xavier Molénat éd., *La sociologie* (pp. 93-94). Éditions Sciences Humaines.

KASPI, A. (1994) *Les États-Unis au temps de la prospérité (1919-1929)*, Hachette, 1994.

KOKOREFF, M. (1998). *L'économie de la drogue : Des modes d'organisation aux espaces de trafic.* Les Annales de la recherche urbaine, *78*, 114-124.

KOKOREFF, M. (2010). *La drogue est-elle un problème ? Usages, trafics et politiques publiques.* Petite bibliothèque Payot

LABADIE, F. (2012). *Inégalités entre jeunes sur fond de crise : rapport de l'observatoire de la jeunesse*. INJEP N°2. La Documentation française.

LABBÉ, S. (2021). *Des engagements professionnels ; contribution à l'étude des professionnalisations.* Habilitation à Diriger des recherches en Sciences de l'éducation et de la formation. Université Toulouse 2 Jean Jaurès.

LACROIX, J-M. (2007). *Histoire des États-Unis*, Presses universitaires de France.

LAKHDAR, C. B. (2012*). L'économie du deal : Comprendre pour agir*. Les Cahiers Dynamiques, *56*, N°3.

LANNOY, P. (2004). *Quand Robert Park écrit « La ville » (1915). Essai de scientométrie qualitative.* Revue d'Histoire des Sciences Humaines, n°11.

LAPEYRONNIE, D. (1985). *Galère et prévention. Les opérations Été.* Les Annales de la recherche urbaine, 1985, Vol.27 (1), p.85-96.

LAPEYRONNIE, D. (2009). *Ghetto urbain. Ségrégation, violence, pauvreté en France aujourd'hui.* Robert Laffont.

LAURET, A. (2018). *Dealer de stupéfiants en reconversion. Convertir les compétences développées dans le trafic en qualités professionnelles pour sortir de l'emprise du réseau de trafiquants.* École nationale de protection judiciaire de la jeunesse.

LE BRETON, D. (2012). *L'interactionnisme symbolique*. Presses universitaires de France.

LEBON, F., & SAUVADET, T. (2019). *Jeunesses « de rue » et « à la rue »*. Agora Débats/Jeunesse N°83. INJEP.

LE GOAZIOU, V. (2015). *Éduquer dans la rue*. Presses de l'EHESP.

LEMAIRE, S. (2005). 7. *Colonisation et immigration : Des « points aveugles » de l'histoire à l'école ?* dans La fracture coloniale (p. 93-104). La Découverte

LE REST, P. (2019). *Mais qui veut la mort de la prévention spécialisée ? Des premiers pas aux derniers jours.* Éducateurs et préventions. L'Harmattan.

LORIOL, M., *Le(s) rapport(s) des jeunes au travail*. Revue de littérature (2006-2016), INJEP/Rapport d'étude, février 2017.

MAUGER, G. (2009a). IV. *Des « loubards » aux « jeunes des cités »* (p. 78-105). La Découverte.

MAUGER, G. (2009 b). *La sociologie de la délinquance juvénile*. La Découverte.

MAUGER, G. (2019). *Jeunesse populaire et jeunesse de rue* dans Agora Débats/Jeunesses 2019/3 (N83), (p. 55-69).

MATZA, D. (1969). *Becoming deviant*. Prentice-Hall

MÉDA, D. (2010). *Comment mesurer la valeur accordée au travail ?* Sociologie, Vol. 1, 121-140.

MENDRAS, H. (1983). *Simmel Georg, Sociologie et épistémologie*. Revue française de sociologie, 24(1), 137-140.

MEYER, M., *« Le travail des regards. Photographier les interactions et interagir avec les photographies »* in Perrenoud M. (dir.), *Les mondes pluriels de Howard S.* Becker : travail sociologique et sociologie du travail. La Découverte, 2013 : 147-166.

MISSAOUI L., & TARRIUS A. (200). *Naissance d'une mafia catalane ? Fils de « bonnes familles » dans les trafics transfrontaliers d'héroïne*. Édition Livres du Trabucaire.

MOHAMMED, M. (2012). *Les sorties de délinquance : Théories, méthodes, enquêtes*. La Découverte.

MOHAMMED, M. (2014). 11 - *La force paradoxale des bandes de jeunes : Compensation et marginalisation sociales.* Presses universitaires de France

MOIGNARD, B. (2008). *L'école et la rue : Fabriques de délinquance. Recherches comparatives en France et au Brésil.* Presses universitaires de France.

MOLINER, P., & GUIMELLI, C. (2015). *Les représentations sociales : Fondements théoriques et développements récents*. Presses universitaires de Grenoble.

MUCCHIELI, L. (dir.) (2014). *La délinquance des jeunes.* La documentation française « Les études ».

NEGURA, L., & LAVOIE, C. (2016). *Le travail représenté : Diversité, dynamisme et spécificité de sa réalité.* Dans G. Lo Monaco, S. Delouvée, & P. Rateau (Éds.), Les représentations sociales : Théories, méthodes et applications (p. 299-311). De Boeck.

OGIEN, A. (2018). *Sociologie de la déviance.* Quadrige. Presses universitaires de France.

OLIVIER DE SARDAN, JP. 2008. *La Rigueur Du Qualitatif. Les Contraintes Empiriques De L'interprétation Socio-anthropologique*. Academia-Bruylant.

PAPILLAULT, R. (2012) dans Compain-Gajac, C. (2012). *Conservation, restauration de l'architecture du Mouvement moderne : choix d'architectures, états des lieux, regards croisés [actes du colloque tenu à l'Université de Toulouse-Le Mirail et aux Abattoirs de Toulouse, 8-10 avril 2010]*. Presses universitaires de Perpignan.

PAQUOT, T. (2012). *En lisant Georg Simmel*. Hermès, La Revue, 63, 21-25.

PARK, R.E. (1915a). *The city: Suggestions for the investigation of human behavior in the city environment, American Journal of Sociology*, XX, 5, 577-612.

PASTOUREAU, M. (2018). *Le loup : une histoire culturelle*. Éditions du Seuil.

PATRIAT, F. & REQUIER, J-C. ([2017]. *Les missions locales : du rapport Schwartz à la Garantie jeunes, trente années d'accompagnement des jeunes en difficulté*. Sénat. Rapport d'information fait au nom de la commission des finances. N° 575 [2016-2017].

PERALVA, A. & MACÉ É. [2002]. *Médias et violences urbaines : débats politiques et construction journalistique*. La Documentation française.

PERETZ, H. [2004]. *Les méthodes en sociologie : L'observation*. La Découverte.

PERRENOUD, M. [2013]. *Les mondes pluriels de Howard S. Becker*. La Découverte.

PESSIN, A. [2004] *Une sociologie en liberté : une lecture de Howard S. Becker*. Les Presses de l'Université Laval.

PEYRE, V. & TÉTARD, F. [2006]. *Des éducateurs dans la rue. Histoire de la prévention spécialisée*. La découverte.

PIASER, A. [2013]. *Représentations professionnelles*. In Dictionnaire des concepts de la professionnalisation [p. 273-276]. De Boeck Supérieur.

PIERRAT, J. [2020]. *Parrains de cités : Enquête chez les millionnaires du trafic de stup*. La Manufacture de livres.

RICHEZ, J.-C., [2012]. *Jeunes des quartiers populaires.* Les fiches Repères. L'Observatoire de la jeunesse et des politiques de jeunesse. INJEP. Décembre 2012.

ROBITAILLE, C. [2005]. *À qui profite le crime ? Les facteurs individuels de la réussite criminelle1.* Criminologie, 37[2], 33-62

RUSSEL, A. J. [2000]. *Méthodes de recherche en sciences humaines.* De Boeck Supérieur.

SAHRAOUI-CHAPUIS, K. [2014]. *Comment devient-on dealer dans un quartier pauvre ?* Faire savoirs N°11.

SAUVADET, T. [2006]. *Le capital guerrier. Concurrence et solidarité entre jeunes de cité.* Armand Colin.

SOULET, M-H. (2013) La substance de la méthode. *Commentaires sur le travail sociologique. Méthodes et substance* dans Perrenoud M. [dir.], *Les mondes pluriels de Howard S. Becker : travail sociologique et sociologie du travail.* (2013). La Découverte.

SOUTER, G. [2009]. *Le réalisme américain.* Parkstone international.

SUDÉRIE, G. [2016]. *Phénomènes émergents liés aux drogues Tendances récentes sur les usages de drogues à Toulouse en 2016.* Rapport d'information Trend Toulouse OFDT, juillet 2017.

TISSIER, J-L. (1994). *Sur les bancs de l'École de Chicago.* In : Espace géographique, tome 23, n°2, 1994. pp. 189-190

TOURMEN, C. [2007]. *Activité, tâche, poste, métier, profession : quelques pistes de clarification et de réflexion.* Santé Publique.

TRIGLIA, C. [2002]. *Sociologie économique.* Armand Colin.

Sitographie

Accompagner les jeunes, Plan 1 jeune 1 solution. Ministère du Travail, de l'Emploi et de l'Insertion. https://travail-emploi.gouv.fr/le-ministere-en-action/relance-activite/plan-1jeune-1solution/.

Acteurs de la politique de la ville. [s. d.]. Ministère de la Cohésion des territoires et des Relations avec les collectivités territoriales https://www.cohesion-territoires.gouv.fr/acteurs-de-la-politique-de-la-ville.

Article L112-3—Code de l'action sociale et des familles—Légifrance. [s. d.]. Consulté 10 janvier 2021, à l'adresse https://www.legifrance.gouv.fr/codes/article_lc/LEGIARTI000032207276/.

BLONDIAUX, L. [2021]. *La démocratie participative : une réalité mouvante et un mouvement résistible.* Parole d'expert. Consulté le 15 février 2022 à l'adresse https://www.vie-publique.fr/parole-dexpert/279196-la-democratie-participative-par-loic-blondiaux.

Définition-Politique de la ville | Insee. [s. d.]. Consulté 10 janvier 2021, à l'adresse :
https://www.insee.fr/fr/metadonnees/definition/c2097.

Définition-Zone urbaine sensible/ZUS / ZUS | Insee. [s. d.]. Consulté 10 janvier 2021, à l'adresse : https://www.insee.fr/fr/metadonnees/definition/c1679.

DOMPNIER, B. *Désirabilité sociale*, 2016. *dans Encyclopaedia Universalis.*
Benoît DOMPNIER - Encyclopædia Universalis.

Éducation nationale et quartiers de la politique de la ville : Assurer l'égalité républicaine. [s. d.]. Consulté 21 janvier 2021, à l'adresse https://www.senat.fr/rap/r09-081/r09-08124.html.

Historique_mildeca_2020_10.pdf. [s. d.]. Consulté 4 mai 2021, à l'adresse
https://www.drogues.gouv.fr/sites/drogues.gouv.fr/files/atoms/files/historique_mildeca_2020_10.pdf.

Rapport de Jean-Louis Borloo : Vivre ensemble, vivre en grand pour une réconciliation nationale. [s. d.]. Ministère de la Cohésion des territoires et des Relations avec les collectivités territoriales. Consulté 10 janvier 2021, à l'adresse https://cohesion-territoires.gouv.fr/rapport-de-jean-louis-borloo-vivre-ensemble-vivre-en-grand-pour-une-reconciliation-nationale.

Ville, politique de la ville, cohésion sociale, cohésion urbaine | Vie publique.fr. [s. d.]. Consulté 14 janvier 2021, à l'adresse https://www.vie-publique.fr/loi/20693-ville-politique-de-la-ville-cohesion-sociale-cohesion-urbaine.

Divers

Les jeunes de ZUS accompagnés par les missions locales : un suivi plus intense, davantage de formations mais un moindre accès à l'emploi. Premières informations et premières synthèses. Ministère de l'Économie et de l'Emploi et ministère du Travail, des Relations sociales, de la Famille, de la Solidarité et de la ville. DARES, Avril 2009 -N°17.1.

Lien social et pouvoirs à l'épreuve des trafics de stupéfiants [Conférence A]. Congrès Fédération Addiction. Alpexpo, amphithéâtre Jean Prouvé à Grenoble. 19 mai 2022.

Projet d'orientation départementale prévention jeunesse. (2016) Guide de la prévention spécialisée Toulouse Métropole. Conseil départemental de la Haute-Garonne. 2016-2019.

Structures éditoriales du groupe L'Harmattan

L'Harmattan Italie
Via degli Artisti, 15
10124 Torino
harmattan.italia@gmail.com

L'Harmattan Hongrie
Kossuth l. u. 14-16.
1053 Budapest
harmattan@harmattan.hu

L'Harmattan Sénégal
10 VDN en face Mermoz
BP 45034 Dakar-Fann
senharmattan@gmail.com

L'Harmattan Cameroun
TSINGA/FECAFOOT
BP 11486 Yaoundé
inkoukam@gmail.com

L'Harmattan Burkina Faso
Achille Somé – tengnule@hotmail.fr

L'Harmattan Guinée
Almamya, rue KA 028 OKB Agency
BP 3470 Conakry
harmattanguinee@yahoo.fr

L'Harmattan RDC
185, avenue Nyangwe
Commune de Lingwala – Kinshasa
matangilamusadila@yahoo.fr

L'Harmattan Congo
219, avenue Nelson Mandela
BP 2874 Brazzaville
harmattan.congo@yahoo.fr

L'Harmattan Mali
ACI 2000 - Immeuble Mgr Jean Marie Cisse
Bureau 10
BP 145 Bamako-Mali
mali@harmattan.fr

L'Harmattan Togo
Djidjole – Lomé
Maison Amela
face EPP BATOME
ddamela@aol.com

L'Harmattan Côte d'Ivoire
Résidence Karl – Cité des Arts
Abidjan-Cocody
03 BP 1588 Abidjan
espace_harmattan.ci@hotmail.fr

Nos librairies en France

Librairie internationale
16, rue des Écoles
75005 Paris
librairie.internationale@harmattan.fr
01 40 46 79 11
www.librairieharmattan.com

Librairie des savoirs
21, rue des Écoles
75005 Paris
librairie.sh@harmattan.fr
01 46 34 13 71
www.librairieharmattansh.com

Librairie Le Lucernaire
53, rue Notre-Dame-des-Champs
75006 Paris
librairie@lucernaire.fr
01 42 22 67 13

www.ingramcontent.com/pod-product-compliance
Lightning Source LLC
LaVergne TN
LVHW021211061026
849535LV00008B/2684